CONSIDÉRATIONS

DOCTRINALES ET PRATIQUES

SUR LA

FIÈVRE EN GÉNÉRAL

INTRODUCTION A UNE ÉTUDE DES FIÈVRES EN PARTICULIER

PAR

A. GIRBAL

Professeur agrégé à la Faculté de Médecine de Montpellier
Membre titulaire de l'Académie des Sciences et Lettres de cette ville
Ancien Vice-Président
de la Société de Médecine et de Chirurgie pratiques de Montpellier.

PARIS
LIBRAIRIE J.-B. BAILLIÈRE & FILS
19, rue Hautefeuille, 19, près du Boulevard St-Germain

MDCCCLXXVIII

CONSIDÉRATIONS

DOCTRINALES ET PRATIQUES

SUR

LA FIÈVRE EN GÉNÉRAL

PRINCIPAUX TRAVAUX DU MÊME AUTEUR

Étude anatomo-pathologique sur les fièvres graves dites typhoïdes. Montpellier, 1851.

Emploi de l'acide arsénieux dans le traitement des fièvres intermittentes paludéennes. Paris, 1852.

Études thérapeutiques sur les Eaux minérales gazeuses, alcalines, ferrugineuses d'Andabre (Aveyron). Montpellier, 1853.

Des maladies latentes, des maladies larvées, de leur diagnostic et de leur traitement. Montpellier, 1851.

Essai sur l'esprit clinique de Montpellier. Montpellier, 1858.

Quelques considérations pratiques sur les pneumonies asthéniques. Montpellier, 1861.

Coup d'œil sur la pyrétologie. Paris et Montpellier, 1863.

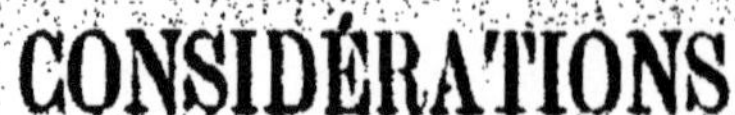

CONSIDÉRATIONS

DOCTRINALES ET PRATIQUES

SUR LA

FIÈVRE EN GÉNÉRAL

INTRODUCTION A UNE ÉTUDE DES FIÈVRES EN PARTICULIER

PAR

A. GIRBAL

Professeur agrégé à la Faculté de Médecine de Montpellier
Membre titulaire de l'Académie des Sciences et Lettres de cette ville
Ancien Vice-Président
de la Société de Médecine et de Chirurgie pratiques de Montpellier.

PARIS
LIBRAIRIE J.-B. BAILLIÈRE & FILS
19, rue Hautefeuille, 19, près du Boulevard St-Germain

MDCCCLXXVIII

Montpellier. — Typogr. Boehm et Fils.

AVANT-PROPOS.

Dès la plus haute antiquité, on a senti l'importance et les difficultés de la Pyrétologie. Elle a été l'objet d'innombrables travaux, de conceptions disparates, et de controverses non encore épuisées. C'est un champ-clos dans lequel tous les systèmes se sont donné libre carrière.

La fièvre se montre dans la plupart des maladies aiguës d'une certaine intensité, et dans beaucoup de chroniques. Son rôle est variable : tantôt prépondérant, tantôt accessoire ; tantôt nuisible, tantôt utile, et à des degrés divers.

Au début, l'idée de fièvre fut identifiée avec celle d'augmentation de chaleur. Plus tard, on l'imputa à une altération humorale, à une lésion du principe de la vie, à la fermentation, à l'inflammation, à des troubles de l'innervation, etc.

Tandis que les uns voyaient en elle un incendie à éteindre, un désordre à refréner, d'autres la montraient sous l'aspect plus favorable d'un acte dépurateur, d'un moyen de destruction ou d'élimination de la cause morbifique.

L'histoire de la pyrétologie résume celle de la médecine. Les théories auxquelles elle a donné naissance reflètent l'esprit des principales doctrines médicales, qu'elles imprègnent et vivifient à leur tour.

La pyrétologie porte en effet l'empreinte, suivant les lieux et les époques, des conceptions humorales et solidistes, du vitalisme, de l'iatro-chimie, de l'iatro-mécanicisme, du nervosisme, sans parler des systèmes de Brown, de Broussais, et des auteurs contemporains. Elle leur emprunte et leur fournit à la fois des arguments plus ou moins plausibles, suivant la variété des aspects sous lesquels elle est plus particulièrement considérée.

De tout temps on a divisé les maladies en fébriles et non fébriles ou apyrétiques. Distinction éminemment pratique, car le fait seul de la présence de la fièvre influence considérablement le pronostic et le traitement.

Les maladies fébriles appartiennent à deux catégories principales :

Dans la première, la fièvre ne peut être rattachée à aucune lésion locale appréciable.

Elle constitue ou plutôt semble constituer le phénomène morbide initial et majeur. Tel est le caractère fondamental des états pathologiques désignés pour ce motif sous les noms de *fièvres primitives, idiopathiques, essentielles, pyrexies* ou simplement *fièvres*.

Dans la seconde, la fièvre apparaît comme effet d'une lésion locale, particulièrement de l'inflammation. Elle est réputée *secondaire, consécutive, symptomatique*, non *essentielle*. Les états morbides de ce genre sont dénommés d'après la nature même de la lésion (inflammation ou phlegmasie) qui les caractérise et avec la mention de l'organe qui en est le siége.

Les mots *essentiel, primitif, idiopathique*, appliqués à la fièvre, ne préjugent rien de plus.

La notion médicale de l'essentialité fébrile ainsi comprise est dépouillée de ce rigorisme scolastique, source de tant de discussions oiseuses. Elle implique avant tout, répétons-le, l'indépendance de la fièvre d'une lésion locale définie, notamment l'inflammation. Conformément à la tradition et malgré quelques protestations isolées, la fièvre provoquée par un agent infectieux ou contagieux, par une altération humorale ou nerveuse plus ou moins hypothétique, est encore réputée essentielle, primitive, idiopathique.

Ne voir dans la fièvre, à l'exemple de quelques médecins animistes et ultra-vitalistes, qu'une lésion dynamique, une réaction à tendances toujours utiles, c'est du pur ontologisme. La force vitale ne doit pas être isolée de son substratum, la fièvre doit être étudiée dans l'organisme vivant, non dans la lésion supposée d'un principe surajouté. — L'acte fébrile le plus simple offre autre chose qu'une modification dynamique, indépendante et isolée ; il y a trouble dans le fonctionnement des organes, perversion nutritive, altération des éléments anatomiques.

Deux tendances systématiques ont toujours été en présence : celles de la généralisation et de la localisation morbides, autrement dit la prépondérance relative de la lésion de l'ensemble sur celle d'un organe, et réciproquement. La fièvre représente surtout la première, l'inflammation la seconde. L'histoire de la médecine les montre dans un état de conflit presque permanent, empiétant tour à tour l'une sur l'autre.

Les fièvres sans inflammation se distinguent des inflammations avec fièvre par des traits caractéristiques. Mais en dehors de ces cas types, choisis dans les degrés extrêmes de cette échelle nosologique, combien n'en est-il pas qui se rattachent par certains liens à la classe des fièvres, par d'autres à celle des phlegmasies? C'est que la fièvre et l'inflammation ont entre elles d'intimes rapports ; leur ligne de démarcation n'est pas toujours bien nette.

On donne les noms de *pyréto-phlegmasie* ou *fébri-phlegmasie* à des états mixtes dans lesquels la fièvre et l'inflammation coexistent, sans que la première puisse être considérée comme purement symptomatique ou dépendante de la seconde. La fièvre précède et semble même maîtriser l'inflammation; elle offre des allures spéciales que n'expliquent ni l'intensité ni le mode d'évolution apparente du travail local. La pneumonie elle-même et d'autres états morbides généralement comptés au rang des phlegmasies en fournissent la preuve ; ce qui justifie, à certains égards, les dénominations de fièvres pneumonique, dysentérique, cérébrale, etc. La pyrétologie aurait donc quelque droit à les revendiquer ; la prépondérance habituelle de la lésion locale doit pourtant, sous cette réserve, les maintenir parmi les phlegmasies.

Les fièvres comprennent des éléments morbides autres que le processus fébrile. Le plus souvent celui-ci n'est pas isolé. L'analyse clinique le montre uni à divers états généraux : adynamique, ataxique, bilieux, catarrhal, périodique, etc., l'influençant diversement. Dans d'autres groupes pyrétologiques, les actes morbides constitutifs sont encore plus complexes; on y rencontre les déterminations anatomiques et les perturbations fonctionnelles les plus variées, dominées par une seule et même cause pathogénique primordiale. La fièvre et l'inflammation s'y trouvent sans provenir exclusivement l'une de l'autre; elles sont coordonnées plutôt que subordonnées, tout en réagissant entre elles. Le typhus, la dothiénentérie, les affections éruptives, la fièvre jaune, la peste, etc., en sont des exemples.

Voyez la variole : un agent toxique virulent agit sur le sang et le système nerveux ; une fièvre dite primitive s'allume sans qu'il y ait la moindre trace d'inflammation initiale. Dès le troisième jour, éruption, apaisement de la fièvre. Les pustules se développent ; bientôt apparaît une nouvelle fièvre dite secondaire, engendrée surtout par l'énorme travail de pustulation dont le tégument est le siége. Elle est encore influencée par les localisations viscérales et autres. Ajoutez à ce drame pathologique les abcès, les furoncles, les hémorrhagies externes, les extravasations sanguines, la pyémie, la septicémie, les phénomènes de fermentation et de contagion. Quel complexus d'actes morbides! Quel vaste champ d'investigations!

Une considération d'un ordre différent trouve ici sa place. Un même état morbide peut, sans changer de nature, être fébrile ou apyrétique. Exemple : les affections catarrhale, gastrique, bilieuse ; les fièvres éruptives, telles que la rougeole et la varioloïde bénignes. La dothiénentérie elle-même parcourt dans quelques cas ses périodes avec peu ou point de fièvre. L'affection paludéenne se présente parfois, non sous forme d'accès fébriles, mais de névralgies, de fluxions périodiques, etc. L'acte morbide *fièvre*, tout en étant l'attribut principal des états morbides du ressort de la pyrétologie, celui-là même qui a servi à les dénommer, ne leur est donc pas attaché d'une manière tellement intime et inaliénable qu'il ne puisse exceptionnellement faire défaut. D'où l'admission de *fièvres sans fièvre*, de *fièvres larvées*, locutions figurées, jeux de mots qui, sous une forme paradoxale, désignent une vérité clinique : la possibilité, pour certaines maladies le plus habituellement fébriles, de se manifester sans fièvre ou sous forme de tout autre acte morbide.

Ces faits, joints à ceux du groupe des fébri-phlegmasies, prouvent que les distinctions nosologiques, même les meilleures, sont imparfaites. On doit en adopter l'esprit, non la lettre. Toute délimitation trop absolue est arbitraire. Les espèces morbides ne sont pas des êtres à part, comme les espèces végétales et animales. Ce sont des modalités de l'organisme vivant à manifestations symptomatiques diverses, susceptibles de combinaisons qui en altèrent la physionomie et les allures. Des dégradations insensibles effacent ou adoucissent les différences types. L'important est de constater pour certaines les difficultés d'un classement méthodique, et de ne forcer ni les analogies ni les différences.

Le choléra asiatique, par exemple, au point de vue de son mode de développement, de sa propagation et de ses ravages, se rapproche de la peste et de la fièvre jaune; il doit néanmoins être exclu de la pyrétologie, attendu que l'algidité est l'un de ses principaux attributs; l'état fébrile n'y est que transitoire, consécutif, terminal.

C'est avec le sentiment de son imperfection relative qu'est établie la classification des fièvres admise dans ce mémoire. Cela dit, n'y a-t-il pas avantage, au point de vue didactique, à les grouper dans un même faisceau, au lieu de les disséminer dans les sections les plus diverses de la nosographie, sans tenir compte de leurs affinités?

La pyrétologie d'Hippocrate et de Galien, malgré les notions précieuses qui y abondent, renferme des erreurs et des lacunes. Pouvait-il en être autrement, vu l'insuffisance des procédés d'investigation et l'imperfection relative de la médecine à cette époque? Propagée surtout par Galien et ses commentateurs, elle a régné souverainement dans les écoles pendant le moyen âge, la Renaissance, et même jusqu'au XVIIIe siècle, malgré quelques velléités novatrices, formulées principalement par Paracelse.

Au XVIIIe siècle, la pyrétologie prend des allures nouvelles; elle devient iatro-mécanicienne avec Boerhaave; animiste avec

Stahl. Elle s'enrichit en outre d'une série de travaux d'ordre supérieur. Il suffit de citer les noms de Sauvages, Cullen, Stoll, Selle, Borsieri, Grimaud, etc.

Vient ensuite Pinel, qui a tenu en France le sceptre de la médecine dans les seize premières années du XIXe siècle. La pyrétologie est en décadence. La division des fièvres primitives ou essentielles en six ordres repose beaucoup trop sur la symptomatologie, pas assez sur l'étiologie. Son cadre n'est pas assez vaste. Les espèces fébriles, telles que Pinel les décrit, ne représentent pas toutes des réalités cliniques. D'autres qui devraient s'y trouver y manquent. La fièvre paludéenne, par exemple, y est à peine mentionnée; les fièvres éruptives en sont bannies. La notion du processus fébrile n'y est pas creusée assez profondément. La fièvre simple ou élémentaire y est méconnue, etc.

En 1816, Broussais s'insurgea hardiment contre la suprématie de l'auteur de la *Nosographie philosophique*. Pour lui, toutes les fièvres sont tributaires de l'inflammation, elles ont pour origine la *gastro-entérite;* suivant l'expression barbare alors consacrée, elles sont ainsi *désessentialisées*.

Malgré son esprit net, précis, méthodique, Pinel, déjà au terme de sa carrière, n'était pas de force à lutter contre un aussi rude jouteur, armé d'une dialectique puissante et d'une verve passionnée. Il ne devina pas ou feignit de méconnaître la puissance de son rival. Son échafaudage pyrétologique, défectueux à tant d'égards, s'écroula pièce à pièce. La doctrine dite physiologique eut un prompt et immense succès. Elle fut d'ailleurs ardemment soutenue par des disciples distingués : Boisseau, Roche, Bégin, Bouillaud, Forget, etc.

Le système du réformateur du Val-de-Grâce est d'une simplicité séduisante, mais son principe est faux. Il rapetisse, mutile et dénature la notion intégrale de la pyrétologie. De simples hyperémies sont souvent prises pour de vraies inflammations; une lésion consécutive, accessoire, pour une lésion initiale, prépondérante. Il tient trop peu compte des agents miasmatiques et virulents. Enfin, quel prodigieux abus n'a-t-il pas fait des émissions sanguines locales!

Ce n'est pas une des moindres gloires de l'École de Montpellier d'avoir résisté à Pinel et surtout à Broussais, et d'avoir proclamé les données traditionnelles de la pyrétologie, complétée et épurée sur quelques points par les travaux modernes.

La doctrine du Val-de-Grâce, après quelques années de durée et après avoir jeté un certain éclat, succomba sous le contrôle d'une observation plus sévère. La réaction dépassa même le but.

Est-ce à dire que l'influence de Broussais ait été définitivement funeste à la pyrétologie ? Une telle affirmation serait un déni de justice. *Multum nocuit sed multum profuit.* Fréd. Bérard, avec la supériorité de son clairvoyant esprit, reconnaissait déjà, au fort de la lutte, que « la doctrine des fièvres doit beaucoup aux travaux de ce médecin[1] ». N'aurait-il fait que fixer l'attention sur les altérations intestinales dans les pyrexies, mettre à nu les écarts de l'humorisme en pyrétologie, percer à jour la polypharmacie beaucoup trop en vogue, ce seraient déjà autant de titres à notre reconnaissance.

Avec la chute du broussaisisme commence une ère nouvelle, qui sera bientôt féconde. La voie est ouverte; une foule de travailleurs s'y engagent. Tels sont Bretonneau, Chomel, Louis, Andral, Trousseau, etc. On voit dès-lors surgir une entité morbide spéciale, la *dothiénentérie* ou *fièvre typhoïde*, qui se substitue aux fièvres graves des anciens, aux fièvres de Pinel, et qui détrône également la gastro-entérite.

Ce revirement donne lieu tout d'abord aux théories pathogéniques et aux méthodes thérapeutiques les plus opposées ; il réalise néanmoins un incontestable progrès ; il devient le point de départ de publications et de discussions académiques mémorables.

L'étude des états fébriles spéciaux autres que l'affection typhoïde a été malheureusement trop négligée dans cette nouvelle phase pyrétologique ; leurs caractères propres ont été méconnus ; on les a rejetés sans motifs suffisants dans la fièvre typhoïde, qui un instant a été censée devoir les absorber tous.

[1] Fr. Bérard ; Ouvr. cité, pag. 516.

Depuis une trentaine d'années, la science des fièvres a fait d'importantes acquisitions. Elles sont principalement dues au perfectionnement des procédés d'investigation clinique, aux données de plus en plus exactes et nombreuses de l'anatomie pathologique, de la chimie, de la micrographie et de l'histologie. L'intervention du thermomètre a fourni les renseignements les plus précis sur les diverses phases du cycle fébrile. Le diagnostic et le pronostic y ont gagné une sûreté plus grande, qu'il ne faut pourtant pas exagérer. On a mieux senti la nécessité de l'appréciation des phénomènes généraux.

L'étude plus complète des organismes microscopiques et du rôle qu'ils jouent dans la fermentation a été le point de départ de recherches pathologiques qui peuvent devenir de plus en plus fécondes en résultats pratiques. Les rapports de la fièvre et de l'inflammation sont aujourd'hui mieux établis ; leur pathogénie s'est perfectionnée ; leur traitement est moins exclusif et plus rationnel. La pyémie, la septicémie, la fièvre puerpérale, la fièvre bilieuse, la fièvre jaune et la peste, ont été l'objet de travaux de premier ordre. En fin de compte, la pyrétologie a reconquis de nos jours, tant en France qu'en Allemagne, en Angleterre, etc., la haute faveur que lui conférait la médecine antique.

Le moment serait donc opportun pour remanier et compléter l'édifice pyrétologique. Peut-être essayerons plus tard cette tâche ardue ; mais en attendant, il nous a paru utile de formuler, dans des vues générales, l'état actuel de cette grave et difficile question.

CONSIDÉRATIONS

DOCTRINALES ET PRATIQUES

SUR

LA FIÈVRE EN GÉNÉRAL

CHAPITRE PREMIER.

DOUBLE ACCEPTION DU MOT FIÈVRE. — ÉTYMOLOGIE. — APERÇU HISTORIQUE ET CRITIQUE DES PRINCIPALES DÉFINITIONS DE LA FIÈVRE. — COMMENT DOIT-ELLE ÊTRE DÉFINIE ?

On ne peut aborder avec fruit l'étude des *fièvres* ou *pyrexies* qu'après avoir envisagé au préalable, dans ses caractères généraux, la *fièvre*, ce grand acte morbide, ce processus qui fait le fond même des maladies aiguës, et c'est à cette étude générale qu'est consacré le travail que nous entreprenons.

De tout temps, le mot *fièvre* a été pris dans une double acception : il a servi à la fois à désigner un symptôme, ou plutôt un syndrôme, un acte morbide spécial, subordonné à des états pathologiques divers (*fièvre symptôme*), et une classe d'états morbides où la *fièvre* est considérée comme le fait primitif, culminant, essentiel (*fièvre maladie*).

Les mots *mouvement fébrile* s'appliquent particulièrement à la *fièvre symptôme*; le mot *pyrexie*, à la *fièvre maladie*. Dire qu'un malade est atteint de telle ou telle *pyrexie* ou *fièvre*, est autre chose que constater seulement chez lui un *mouvement fébrile* ou de la *fièvre*.

Les mots *pyrexie*, *état pyrétique*, dérivent de πῦρ, *feu*, et désignent la chaleur, symptôme prédominant de la fièvre, πυρετός. De là encore, *pyrétologie*, science des fièvres; *pyrétogènes* ou *pyrogènes*, agents producteurs de la fièvre, etc.

Febris, fièvre, vient de *fervere*, bouillir, ou *fervor*, chaleur, effervescence, fermentation, parce qu'on supposait dans la fièvre les humeurs en mouvement, à la façon des liquides qui entrent en ébullition ou en fermentation.

Quelques auteurs font néanmoins dériver *febris* de *februare*, purger, purifier. C'est là, selon Grimaud, sa vraie et sa *noble* étymologie. Le professeur animiste de Montpellier, malgré le témoignage de Pline, pense que c'est en considération des services que rend la fièvre dans les maladies, et non par un sentiment de terreur, que des autels lui avaient été dressés à Rome [1]. Interprétation peu probable, car la superstition avait élevé sur le mont Palatin un temple à la Fièvre, symbole de la maladie, en vue surtout de l'apaiser et d'éloigner ses atteintes. La notion de son utilité, d'ailleurs discutable, restait confinée dans la sphère médicale [2].

Chez les Hébreux, comme chez les Grecs, les mots *Kadachat, Dalechet, Charchur*, qui désignent la *fièvre* et l'*inflammation*, dérivent de radicaux qui signifient *brûler*. On

[1] Grimaud; *Cours de fièvres*, édit. Demorcy-Delettre; Montpellier, 1815, tom. I, pag. 59.

[2] On lit dans Pline: « C'est ainsi qu'on a vu élever, même publiquement, un temple à la Fièvre, au mont Palatin, un autel à Orbone, près des dieux Lares, et à la Mauvaise Fortune sur la colline Esquilie. » (Pline; *Histoire naturelle*, trad. franç., etc. Paris, 1771, in-4°, tom. I, pag. 19.) Dans sa thèse inaugurale, œuvre d'érudition et de talent, Fages dit: « La fièvre fut divinisée à Rome, et son culte fut consacré dans des temples particuliers, au rapport de Cicéron, Tite-Live, Pline, Élien, Valère Maxime, Arrien, Lactance, Prudence, saint Augustin, etc. » Quel était l'objet de ce culte? Devait-il son origine à la crainte ou à la reconnaissance? On ne s'accorde pas là-dessus. « On l'adorait, ajoute Fages, comme les autres divinités du paganisme, pour prévenir le mal qu'elle pouvait faire et en obtenir tout le bien possible. » (A.-C. Fages; *Recherches pour servir à l'histoire critique et apologétique de la fièvre*. Thèse de Montpellier, 1820, pag. 6 et 7.)

est donc autorisé à admettre que chez les Latins, *febris* a une origine identique, *fervere*, brûler.

Les définitions de la fièvre peuvent être rangées en deux catégories : les unes ont principalement en vue sa nature, son but, ou sa cause finale ; les autres se bornent au signalement de ses symptômes les plus caractéristiques.

Hippocrate, sans s'être attaché à donner de la fièvre une définition scolastique, en a saisi les principaux traits avec cette intuition profonde dont son génie avait le secret. Malheureusement, l'imperfection de ses connaissances anatomo-physiologiques et physico-chimiques l'a conduit à des erreurs de faits et à quelques conceptions purement hypothétiques. Dans les divers traités qui forment la collection des Œuvres hippocratiques, la notion de cet acte morbide se confond plus ou moins avec celle de l'augmentation de la chaleur innée, mêlée à des idées vagues d'altérations des humeurs, du *pneuma*, et des qualités élémentaires. La lésion de la calorification en est le caractère principal. Imbu de cette donnée philosophique de son temps, qui identifie l'idée de vie avec celle de chaleur, il considère la fièvre comme une lésion même de la thermogénèse ou de la vie[1].

Il n'est que rarement question du pouls dans la collection hippocratique ; son accélération n'était pas encore comptée parmi les signes importants du mouvement fébrile[2].

[1] Justifions ces propositions par quelques citations empruntées à la savante traduction de Littré :

« Voici comment naît la fièvre : La bile ou la pituite étant échauffée, tout le reste du corps s'échauffe par leur intermédiaire ; c'est ce qu'on nomme fièvre. » Plus loin, l'échauffement du sang est indiqué comme pouvant aussi l'engendrer. (Hippocrate ; *Œuvres complètes*, trad. Littré : *Des Maladies*, tom. VI, pag. 189, et tom. VII, pag. 591.) Dans l'opuscule *Des Semaines*, la fièvre provient des variations dans le chaud et le froid élémentaire dont est composé le principe vital. (Hippocrate ; ouv. cité, *Des Semaines*, tom. VIII, *passim*.) Son utilité est signalée en maints endroits, comme on le verra à l'article *Fièvre médicatrice*.

[2] Entre autres passages, le suivant, du livre IV des *Épidémies*, mérite

D'après Celse, on ne peut définir la fièvre, ni par l'état du pouls ni par l'accroissement de la chaleur, mais par un ensemble de symptômes congénères traduisant une modification anormale de l'ensemble du système. La fréquence du pouls et l'élévation thermique sont néanmoins ses deux phénomènes principaux; ils doivent avoir une certaine intensité et une certaine durée pour être réputés fébriles[1]. Celse a ainsi reconnu trois points essentiels: 1° la fièvre est un acte morbide général; 2° elle ne peut être assimilée, ni à l'augmentation de chaleur, ni à l'excitation circulatoire, qui en sont l'effet et non la cause; 3° elle doit être distinguée de toute excitation purement physiologique.

Galien est plus dogmatique. Pour lui, l'état pyrétique est *une augmentation contre-nature de la chaleur du corps; un changement de la chaleur innée ou congénitale en chaleur plus ardente*[2]. Formule célèbre, encore debout malgré les attaques réitérées auxquelles elle a été en butte. Dans la pensée de l'auteur, elle implique une seule condition qu'il n'y a pas lieu de lui contester: la chaleur contre-nature, pour être fébrile, doit avoir envahi le cœur; alors seulement la fièvre s'allume[3].

La conception galénique a donné lieu à des interprétations divergentes. Les uns ont compris que l'élévation de la chaleur, sensible au toucher et au thermomètre, est pour Galien l'essence de la fièvre; d'autres ont prétendu

d'être cité: « Dans les fièvres les plus aiguës, les pulsations sont les plus fréquentes et les plus fortes ». Littré dit à ce sujet à peu près comme Galien: « Hippocrate n'a donc pas ignoré l'art de se servir du pouls, mais il ne l'a pas cultivé ». (Hippocrate; ouv. cité, tom. I, pag. 228.)

[1] Celse; *Traité de la Médecine*, édit. de l'Encyclop. Paris, 1837, liv. III, chap. VI, pag. 96.

[2] Galien; *Opera omnia*, édit. Kuhn: *Medicus*, tom. XIV, pag. 729. — *De differentiis febrium*, lib. primus, tom. VII, pag. 277.

[3] Galien; *De differentiis febrium*, ouv. cité, pag. 281 et 283. L'origine de cette chaleur est tantôt dans le cœur, tantôt dans les esprits, *impetum facientia*, tantôt dans les humeurs et les divers organes. La lésion d'un de ces éléments se propage rapidement aux deux autres. *Ibid.*, pag. 278.

que cette chaleur contre-nature est différente de la température appréciable au toucher et au thermomètre.

C'est qu'en effet Galien admet comme Hippocrate, et encore plus formellement, deux sortes de chaleur : l'une congénitale, l'autre dépendant de la première, perceptible et constituant la température proprement dite. Parle-t-il de l'essence de la fièvre, il fait allusion à la première, tout en signalant les caractères cliniques de la seconde[1].

Quelles que soient l'origine et la nature de la chaleur innée, comment le médecin de Pergame a-t-il été amené à poser, comme caractère fondamental de la fièvre, la transformation de cette chaleur en chaleur plus ardente ? Ce n'est pas par voie expérimentale : il n'avait pas le moyen de constater avec précision la chaleur interne du corps ; il se bornait à explorer avec la main la température de la peau. D'une manière générale, celle-ci est plus élevée dans la fièvre ; mais il y a des exceptions. Il n'ignorait pas le refroidissement cutané de la période initiale ; il savait que le frisson et la sensation de froid dominent dens les fièvres *algides* et *épiales*, circonstance paraissant de nature à contredire sa théorie. Il passa outre. *L'échauffement du cœur* primitif ou consécutif, admis *à priori*, lui suffisait pour affirmer la fièvre, n'importe la diminution accidentelle de la température du tégument[2].

[1] Déjà du temps de Galien, Lycus, qui assimilait la chaleur du corps vivant à toute autre, combattit cette distinction comme futile, ce qui lui attira une violente réplique. (*Galeni adversus Lycum libellus*, ouv. cité, tom. XIX, pag. 196-215.) « Dans cette partie de l'argumentation, constate finement Littré, l'avantage est loin d'être du côté de Galien. » (Hippocr. ; ouv. cité, tom. IV, pag. 429.)

Galien dit encore : *Essentia quidem febrium est in genere caloris præter naturam. Differentiæ vero caloris et ab ejus multitudine et paucitate sumuntur.* (*De differentiis febrium*, pag. 275.) Il est évidemment question ici de degrés de chaleur susceptibles d'être constatés.

[2] Le cœur, comme tous les autres muscles, produit de la chaleur en se contractant. Quand il se contracte, son tissu est plus chaud que le sang qu'il contient ; mais l'origine de la chaleur réside dans tous les tissus vivants dans lesquels s'accomplissent des phénomènes nutritifs. (Voir Cl. Bernard ; *Leçons sur la chaleur animale, sur les effets de la chaleur et sur la fièvre.* Paris, 1876, pag. 193.)

Au XVIe siècle, un illustre médecin français, Fernel, a cru devoir scinder le processus fébrile; il a exclu de son ressort le froid et le frisson, *rigor et horror*, qui caractérisent surtout la période initiale, espérant concilier ainsi la formule galénique avec les données de l'observation. Il dit à peu près comme Galien : *Febris est calor præter naturam e corde in omne corpus effusus.* Mais, ajoute-t-il, le froid et le frisson ne sont nullement liés à la fièvre; ils doivent en être séparés, puisque la chaleur n'a pas encore pris le dessus et qu'il ne saurait exister de *fièvre algide*, à moins de considérer comme identiques des phénomènes contraires : *Neque ulla recte potest frigida febris appellari, sed omnis in caloris genere subsistit*[1].

Peut-on reprocher à Fernel de n'avoir pas deviné que le thermomètre prouverait un jour la constance de l'élévation de la chaleur interne dans toutes les périodes du cycle fébrile? Malgré la différence apparente des symptômes suivant les phases du mouvement pyrétique, comprenant les périodes dites de frisson ou de froid, de chaleur et de sueur, il y a unité de cause morbide. Ce fait lui a échappé.

L'état fébrile implique une élévation thermique interne, mais il n'exclut ni la réfrigération plus ou moins étendue de la peau, ni les frissons, ni les sensations de froid. L'état algide *interne* (objectif) est un accident pathologique en dehors de la fièvre. On le rencontre notamment dans le choléra, le sclérème, l'hystérie à forme syncopale, dans diverses intoxications et dans certains cas de collapsus fébrile profond. Ce collapsus est une complication; il n'est pas un élément constitutif de la fièvre. En se plaçant au point de vue restreint de cette algidité interne, l'argument de Fernel serait sans réplique.

Grimaud s'étonne qu'un esprit supérieur, de la trempe de Fernel, ait ainsi mutilé le processus fébrile, en le dépossédant de son premier stade. Il lui reproche d'avoir méconnu la pensée galénique; il s'évertue à prouver que l'aug-

[1] J. Fernel; *Liber quartus Pathologiæ : De febribus*, edit. Heurnii, pag. 3.

mentation de chaleur, essence de la fièvre, n'est pas une chaleur physique, et doit être interprétée d'après les principes du médecin de Pergame, qui lui faisaient assimiler la chaleur et la vie. « En sorte que la définition de Galien se réduit à dire que la fièvre est une augmentation de force et de mouvement[1]. » La différence établie par Galien entre la chaleur vitale et la chaleur physique explique ce malentendu; mais quand il parle de chaleur fébrile, quelle qu'en soit d'ailleurs l'origine, c'est une chaleur tangible, et il utilise sa mensuration dans l'appréciation de l'intensité de la fièvre. Le commentaire de Grimaud n'est donc vrai qu'en partie. Il donne, en outre, une idée vague et erronée de l'état fébrile. De quelle augmentation de force et de mouvement s'agit-il? La force musculaire et l'assimilation ne sont-elles pas diminuées? Le thermomètre a sanctionné plus tard la formule : *Febris calor præter naturam*, comprise dans le sens de Fernel. Cette élévation thermique n'est pas, il est vrai, l'essence de la fièvre; elle est son principal symptôme, son caractère pathognomonique.

Dans la première moitié du XVIIe siècle, Paracelse s'insurge contre l'autorité de Galien et inaugure la Chémiâtrie. La fièvre est pour lui une combustion exagérée du soufre et du nitre[2]. Lavoisier n'avait pas encore découvert l'oxygène; avec cette précieuse donnée, Paracelse aurait défini la fièvre : une exagération des combustions interstitielles.

Avec Willis, la fermentation ou l'effervescence des humeurs joue un rôle prépondérant. La fièvre est un mouvement et une effervescence désordonnée du sang, avec chaleur, soif, et autres symptômes[3].

[1] Grimaud; ouv. cité. tom. I, pag. 42-40.

[2] *Materia enim peccans in febre nihil est aliud quam sulphur et salpetræ. Et hic morbus vero genuinoque nomine morbus nitri, sulphuris incensi appellatur.* (Paracelse; *Opera omnia*. Genevæ, 1658, in-f°, tom. I, pag. 375.)

[3] *Motus inordinatus sanguinis, ejusque nimia effervescentia, cum calore et siti, aliisque præterea symptomatis, quibus œconomia naturalis varie perturbatur.* (Th. Willis; *Opera omnia*, etc., in-4°. Amstelodami, 1682, pag. 51.)

Sydenham, tout en faisant une large part à la fermentation, voit dans la fièvre un agent dépurateur[1]. Conception à la fois humoriste et naturiste, exagération de l'idée hippocratique. La fièvre ainsi comprise est un moyen curateur de la maladie, non la maladie elle-même. Cette théorie a été surtout professée par l'École animiste, qui l'a dépouillée du grossier et hypothétique humorisme dont elle est imprégnée dans les œuvres du médecin anglais.

La notion que Boerhaave établit de la fièvre se ressent de la grande découverte de Harvey. Dans ses immortels *Aphorismes*, le chef de l'École iatro-mécanicienne, après avoir passé en revue les principaux symptômes de cet acte morbide, proclame la fréquence ou l'accélération du pouls comme le seul qui l'accompagne depuis le début jusqu'à la fin: *Omni febris tempore, ab initio ad finem* (aphor. 570[2]), le seul qui éclaire le médecin sur l'état fébrile: *Adeoque quidquid de febre sic novit medicus, id vero omne velocitate pulsuum solâ cognoscitur* (aphor. 571). La cause prochaine de cette accélération du pouls est également la cause prochaine de la fièvre: *Causa ergo velocitatis hujus proxima est pariter causa febris, sic cognitæ, proxima* (aphor. 572).

La chaleur est consécutive; elle est l'effet, non la cause ou l'essence de la fièvre: *Qui (calor) quem sequatur febrem jam natam, patet magis ejus effectum, quam causam, vel naturam esse* (aphor. 580). Le professeur de Leyde n'en a pourtant pas négligé l'étude; il a même recommandé, un des premiers, l'emploi du thermomètre: *Calor febrilis thermoscopio externus, sensu ægri, et rubore urinæ internus cognoscitur* (aphor. 673).

Van Swieten, son digne disciple et commentateur, n'est pas moins explicite: *Patet iterum, solam pulsus velocitatem definire febrem in genere*[3].

[1] Th. Sydenham; *Œuv. de Médec. prat.*, édit. Baumes, Montpellier, 1816, tom. I, pag. 38.

[2] Boerhaave; *Aphor. de cognosc., et curand. morbis*, Parisiis, 1728.

[3] Van Swieten; *Commentaria in Hermanni Boerhaavi Aphorismos*. Paris, in-4°, 1747, tom. II, pag. 11.

De Haën, autre élève de Boerhaave, voit comme lui, dans la fièvre, un acte morbide caractérisé par l'accélération anormale du pouls, tout en proclamant l'importance de l'étude de la chaleur fébrile, après s'être livré, à l'hôpital clinique de Vienne, aux explorations thermoscopiques les plus variées[1].

Sans doute la fréquence du pouls est un des signes principaux de l'état fébrile, mais elle peut exister en l'absence de celui-ci, notamment dans la convalescence, après d'abondantes hémorrhagies, dans la chlorose, dans divers états névropathiques, et même dans des conditions normales de santé; elle n'est donc pas pathognomonique.

Divers auteurs ont accumulé, contre la définition de Boerhaave, des observations de fièvres sans fréquence et même avec rareté du pouls. Toutes n'ont pas la même valeur. Dans quelques-unes, l'acte morbide fièvre ou le mouvement fébrile, seul ici en cause, fait entièrement défaut; est-il dès-lors étonnant que la fréquence du pouls manque à son tour? C'est que, dans bon nombre d'états morbides rangés parmi les pyrexies, le mouvement fébrile, tout en étant leur phénomène habituel et principal, peut néanmoins être absent, soit temporairement, soit dans tout le cours de leur évolution; d'où la locution consacrée de *fièvres sans fièvre*. La fréquence du pouls peut cependant ne pas se produire malgré l'existence de la fièvre, et même être remplacée par la rareté. Cas exceptionnel, qui tient le plus souvent à une complication : compression du cerveau, rétention des principes biliaires dans le sang (cholémie), action de la digitale ou de toute autre influence modératrice de l'action cardiaque.

Stahl mentionne, parmi les caractères essentiels de la fièvre, les troubles de la circulation sanguine et de la calorification; il y joint l'atonie ou la faiblesse relative des

[1] De Haën; *Ratio medendi*. 11 vol. in-12. Paris, 1761. Voir surtout tom. I. pars secunda : *De suppulando calore corporis humani*, pag. 192 à 207, et les autres tomes, *passim*.

mouvements volontaires. Toute fièvre a une tendance utile: *Enim vero febris in genere omnis tendit ad expurgationem*[1]. C'est son attribut le plus important. C'est l'idée de Sydenham, avec cette différence que, pour le médecin de Londres, la fièvre est l'instrument de la *nature;* tandis que, d'après le professeur de Hall, elle est mise en jeu par une faculté de l'*âme*.

Selon Sauvages, la fièvre se caractérise par une augmentation dans la force et la fréquence du pouls, coïncidant avec un affaiblissement dans les mouvements volontaires des membres[2]. Ce rapport n'est pas susceptible d'être établi mathématiquement, comme le fait l'éminent nosologiste. La faiblesse des mouvements volontaires est parfois très-prononcée, mais doit-elle être donnée comme caractéristique? N'eût-il pas mieux valu signaler le trouble de la calorification?

Pour Stoll, la fièvre est une affection de la vie s'efforçant d'éloigner la mort : *Igitur febris est affectio vitæ, conantis mortem avertere*[3]. C'est la pensée de Sydenham et de Stahl. Ce point de doctrine sera discuté au chapitre *Fièvre médicatrice.*

A l'inverse de Fernel, Fréd. Hoffmann et Cullen font du frisson le phénomène initial et majeur du mouvement fébrile. Le premier insiste surtout sur la constriction spasmodique des fibres musculaires qui domine pendant le stade de frisson; le second, sur la faiblesse ou l'atonie. La fièvre est l'effet du spasme et de l'atonie[4]. Le frisson peut manquer, soit au début, soit dans tout le cours du processus fébrile, circonstance qui frappe de nullité la conception du médecin allemand et du professeur d'Édimbourg.

[1] G.-E. Stahl; *Theoria medica vera*. Halæ, in-4°, 1737, pag. 702 et 703.

[2] F.-B. de Sauvages; *Nosologia method.*, etc. Amstelodami, 1768, in-4°, tom. I, pag. 245.

[3] Max Stoll; *Aphor. de cognosc. et curand. febrib.* Lugduni Batavorum, 1788, aphor. 7.

[4] Cullen; *Éléments de méd. prat.*, trad. Bosquillon. Paris, 1785, tom. I, pag. 15 et suiv.

Il est un épisode de la fièvre, non son équivalent. Quant à l'atonie préalable du système nerveux et des capillaires sanguins, nous la retrouverons dans les théories pyrétogéniques de quelques auteurs de nos jours.

« La fièvre, d'après Selle, est une maladie accompagnée, en divers temps et à divers degrés, de froid et de chaud, et d'un pouls naturel, tantôt plus fréquent et tantôt plus lent[1]. » Le pyrétologiste de Berlin agrandit outre mesure le domaine de la fièvre et n'en donne qu'un vague aperçu. La fréquence et la lenteur (rareté) du pouls ne doivent pas être placées au même rang, parmi les signes de la fièvre. La première est à peu près constante, la seconde est exceptionnelle. Le froid et le chaud dont il est ici question se réfèrent surtout aux sensations *subjectives*. La constance de l'élévation de la chaleur interne, dans toute la durée du cycle fébrile, n'était pas encore prouvée ; il était donc bien embarrassant de donner de la fièvre une définition symptomatique précise. Celle-ci pèche encore par un point : elle vise la fièvre en tant que maladie spéciale, non la fièvre en général.

D'après Borsieri, Gorter regardait comme impossible une définition exacte de la fièvre, car *les symptômes qui, dans un cas, révèlent sa présence, manquent complétement dans un autre*. Il ajoute un peu plus loin : « Buchan a signalé avec raison, comme caractères principaux et les plus constants de la fièvre : *l'excès de chaleur, la fréquence du pouls, le défaut d'appétit, la débilité de tout le corps et une certaine difficulté dans l'accomplissement des fonctions vitales et animales*[2] ». Ce signalement dénote un esprit pratique, concluant d'après la majorité des faits, sans s'attacher à quelques anomalies, dont d'autres grossissent l'importance.

Pour Hufeland, la fièvre consiste dans l'exaltation de

[1] Selle ; *Rudiments de pyrétologie méthodique*, trad. de Clanet. Toulouse, 1801, pag. 71.

[2] Borsieri ; *Instituts de méd. prat.*, trad. Chauffard. Paris, 1856, tom. I, pag. 162 et 186.

l'activité du système vasculaire et l'accélération du mouvement vital, d'où résulte une production exagérée de chaleur[1]. Quel sens faut-il donner à cette accélération du mouvement vital? L'augmentation de la chaleur et de l'activité circulatoire sont au contraire deux données précises.

« La fièvre, pour Broussais, n'est jamais que le résultat d'une irritation du cœur, primitive ou sympathique » (*Proposit.* 112). « Toute irritation assez intense pour produire la fièvre est une des nuances de l'inflammation » (*Proposit.* 113[2]). Malgré ces déclarations, ni Broussais, ni ses disciples n'ont réussi à prouver que l'inflammation soit le phénomène initial constant et nécessaire de l'état fébrile.

Selon d'autres, la fièvre serait sous la dépendance d'une perturbation nerveuse : Georget la localise dans une excitation cérébrale, idiopathique ou sympathique; Dugès, dans l'excitation du système nerveux ganglionnaire[3]. Théories hypothétiques. Les fonctions du système nerveux, dans leurs rapports avec la calorification et la circulation, étaient alors trop peu connues pour qu'il fût possible de baser sur leurs altérations la notion du processus fébrile.

D'après Bouillaud, la fièvre est une irritation idiopathique ou sympathique du système sanguin, une angiocardite plus ou moins intense[4]. Cette définition ne peut être acceptée : l'existence de la fièvre sans angio-cardite est un fait avéré; en second lieu, elle n'intéresse pas seulement le système circulatoire : c'est un acte morbide de l'ensemble de l'organisme troublant toutes ou presque toutes les fonctions.

[1] Hufeland; *Manuel de médecine pratique*, trad. Jourdan, 2e édit., Paris, 1848, pag. 77.

[2] Broussais; *Examen des Doctrines médicales*, etc., 3e édit. Paris, 1829, tom. I.

[3] Georget; *Physiologie du système nerveux*, etc., tom. I, pag. 191.

Dugès; *Essai physiologico-pathologique sur la nature de la fièvre et de l'inflammation*. Paris, 1823, tom. I, pag. 183.

[4] Bouillaud; *Traité clinique et expérimental des fièvres dites essentielles*. Paris, 1826, préface, pag. III.

« La fièvre, dit Cayol, est une réaction générale de l'organisme, avec exaltation de la chaleur vitale et de la sensibilité[1]. » Il reproduit l'aphorisme de Stoll mentionné ci-dessus, et s'attache à prouver que la fièvre est un acte essentiellement vital, dont les agents ou instruments principaux sont le cœur et les centres nerveux. Ne voir dans cet acte morbide qu'une réaction à tendance salutaire, est une interprétation beaucoup trop optimiste. On verra qu'en maintes circonstances, son action antimédicatrice est des plus évidentes. Quant à l'exaltation de la sensibilité, on ne doit pas la compter parmi les phénomènes essentiels de la fièvre.

Alquié reproduit à peu près la définition de Selle : « Affection morbide caractérisée principalement par un trouble prolongé dans la chaleur et dans le pouls[2] ». La même critique lui est donc applicable.

« La fièvre, d'après Monneret, est un état morbide général constamment caractérisé par l'accroissement de la température du corps, par l'accélération des mouvements respiratoires et circulatoires, et accompagné de courbature, de malaise et d'asthénie musculaire[3]. » Détermination plus précise et plus complète que la plupart des précédentes. La constance de l'accélération de la circulation sanguine et de la respiration ne doit être acceptée que sous quelques réserves.

On s'accorde aujourd'hui à voir dans la fièvre un acte morbide général caractérisé par deux symptômes fondamentaux : *augmentation de la chaleur et fréquence du pouls*. Manquent-ils, le premier surtout, il n'y a pas fièvre. Telles sont, avec quelques nuances, les définitions d'Andral, de

[1] Cayol ; *De la fièvre typhoïde et du typhoïdisme*. (*Revue médicale*, 1853, pag. 738.)

[2] Alquié ; *Traité élémentaire de pathologie médicale*. Montpellier, 1850, tom. I, pag. 17.

[3] Monneret ; *Traité de pathol. générale*. Paris, 1857, tom. II, pag. 16.

Grisolle, Requin, Gintrac, Littré et Robin; Desnos, Woillez Castan, Planche[1], etc.

Le malaise général doit-il figurer parmi les symptômes fondamentaux? Quoique excessivement commun, il peut manquer; aussi convient-il de ne pas le comprendre dans la définition, de même que l'accélération respiratoire, le frisson initial ou consécutif, le sentiment de lassitude et les douleurs contusives des membres. On peut en dire autant de la céphalalgie, de la soif, de l'inappétence, de l'insomnie, des sueurs, des urines rouges briquetées et même de l'asthénie musculaire, quoique particulièrement signalée par Stahl, Sauvages, Monneret, etc. Autant de symptômes annexes, faisant habituellement partie de l'appareil fébrile, mais dont aucun n'est absolument nécessaire pour le constituer.

On exige généralement que les symptômes ci-dessus aient une certaine intensité et une certaine durée, pour être réputés fébriles et distingués d'une excitation purement physiologique. Reconnaissons pourtant que la ligne de démarcation n'est pas toujours bien nette. Quelques fébricules, tout en étant du ressort de la pathologie, se confondent presque avec l'état hygide. Un véritable état fébrile peut évoluer en moins d'une heure ; la durée et l'intensité sont donc secondaires au point de vue de la simple constatation du mouvement pyrétique.

En résumé, l'augmentation de la chaleur interne est le principal symptôme de la fièvre, mais n'en constitue pas

[1] Andral; *Cours de pathol. int.*, publié par A. Latour. Paris, 1848, tom. III, pag. 640. — Grisolle; *Traité de pathol. int.*, 9e édit. Paris, 1869. tom. I, pag. 1. — Requin; *Élém. de pathol. médic.* Paris, 1863, tom. IV, pag. 6. — Gintrac; *Cours théor. et cliniq. de pathologie interne*, tom. III, pag. 458. — Littré et Robin; *Dictionn. de méd. et de chirurg.*, 14e édit. Paris, 1877, article *Fièvre*. — Desnos; *De l'état fébrile*, thèse de concours pour l'agrégation. Paris, 1865, pag. 5. — Woillez; *Dictionn. du diagnost. médic.* Paris, 1870, article *Fièvre*. — Castan; *Traité élément. des fièvres*. Montpellier, 1872, pag. 1. — Planche; *Apprécier l'influence des travaux modernes sur la connaissance de la fièvre*, thèse de concours pour l'agrégation. Montpellier, 1872, pag. 3.

l'essence. Vient ensuite l'accélération circulatoire. L'altération humorale, à laquelle les anciens rattachaient ce processus morbide, était hypothétique ; son assimilation à la fermentation ne reposait que sur une grossière analogie ; le mode de production de celle-ci était totalement inconnu. La lésion de l'innervation représente une partie, non la totalité de ce complexus pathologique. L'inflammation n'est pas son point de départ constant.

Les progrès de la physiologie expérimentale et de la chimie biologique, fécondant l'observation clinique, ont, depuis quelques années, soulevé en partie le voile qui recouvrait la nature de la fièvre. La réalité de deux éléments primordiaux est aujourd'hui démontrée : 1° l'augmentation anormale des combustions interstitielles, source principale de la chaleur fébrile ; 2° l'influence du système nerveux vaso-moteur sur les phénomènes circulatoires, thermiques et nutritifs.

Utilisant cette première donnée, Hirtz a dit : « La fièvre est caractérisée par une augmentation morbide de la chaleur due à une augmentation de la combustion moléculaire et à une diminution dans l'émission, et provoquée dans la majorité des cas par une altération du sang[1] ». La diminution dans l'émission de la chaleur peut ne pas exister ; en second lieu, l'altération du sang n'est pas suffisamment établie.

Pour Jaccoud, « la fièvre est un état pathologique constitué par l'accroissement de la combustion et de la température organiques[2] ». Cette définition, comme la précédente, omet deux points importants : la perturbation du système nerveux vaso-moteur et l'accélération de la circulation sanguine. Jaccoud subordonne trop complétement celle-ci au surcroît de chaleur. Les troubles thermique et circulatoire de l'état fébrile sont connexes, solidaires ; ils ne

[1] Hirtz ; article *Fièvre* du *Nouveau dictionn. de méd. et de chirurg. prat.*, tom. XIV. Paris, 1871, pag. 733.

[2] Jaccoud ; *Traité de pathol. int.* Paris, 1873, tom. I, pag. 77.

dépendent pas entièrement l'un de l'autre; ils s'influencent réciproquement et sont soumis à l'action nerveuse.

Tenant compte de l'ensemble des phénomènes primordiaux constitutifs de la fièvre, je la définis : *Un processus morbide général caractérisé par un trouble de l'innervation, par l'exagération anormale des combustions interstitielles et l'accélération de la circulation sanguine.* Cette formule résume la notion intégrale de la fièvre. Les développements qui vont suivre en fourniront la preuve.

CHAPITRE II.

APERÇU SYNTHÉTIQUE DE LA FIÈVRE.

Un accès de fièvre intermittente, avec ses trois stades de frisson, de chaleur et de sueur, donne une assez juste idée de la fièvre en général. Dans celle-ci, il est vrai, le stade de frisson manque plus souvent ou est parfois à peine accusé; le stade de chaleur est habituellement plus prolongé et prépondérant. Quant au troisième, appelé aussi *terminal*, de *déclin* ou de *défervescence* (Wunderlich), il diffère suivant les cas.

Le mouvement fébrile peut débuter avec ou sans prodromes. Son invasion est ordinairement annoncée par un ou plusieurs frissons d'intensité variable, coïncidant avec l'élévation de la chaleur interne, sensation de froid et réfrigération réelle aux extrémités; pâleur de la face et de toute la peau; saillie des bulbes pileux (chair de poule); lividité des ongles; petitesse, concentration et fréquence du pouls, qui donne 80 à 120 environ chez l'adulte; respiration courte, accélérée, plus ou moins pénible; malaise général; urines claires, limpides, abondantes; céphalalgie dans quelques cas. Le frisson et le froid initiaux peuvent manquer et la chaleur débuter d'emblée. Telle est la période dite d'*invasion* ou d'*augment*.

Vient ensuite la période d'*état*, *acmé*, *fastigium*. Des

bouffées de chaleur remplacent les phénomènes spasmodiques du stade précédent; la chaleur se généralise. Peau sèche, céphalalgie, impatiences musculaires, agitation, troubles plus ou moins profonds des facultés intellectuelles et sensitives. Face animée, coloration de la peau; pouls fréquent, dilaté; soif, inappétence; urines foncées, chargées d'urée et d'acide urique; respiration toujours accélérée, mais moins gênée et plus complète.

La durée de cette période, comme de la précédente, diffère suivant le genre, l'espèce et même les variétés de l'espèce de maladie fébrile. Elle est de quelques heures au plus dans la fièvre intermittente, de plusieurs jours dans la fièvre typhoïde. Quand l'une et l'autre de ces périodes se prolongent au-delà de vingt-quatre heures, elles offrent, même dans les types réputés continus, des rémissions qui ont lieu le plus habituellement le matin, et des exacerbations le soir.

La terminaison peut être funeste ou favorable. Dans le premier cas, augmentation progressive des phénomènes fébriles encore après la période d'état, parfois à la suite d'un temps de rémission ou d'arrêt. La faiblesse et la fréquence du pouls, le délire, la prostration ou autres accidents nerveux, prennent un plus grand développement; la chaleur interne et périphérique est le plus souvent accrue; les sécrétions sont généralement plus rares. Dans d'autres circonstances, refroidissement cutané, sueur visqueuse, altération profonde de la face, anxiété, etc. (collapsus).

Dans les cas heureux, la phase *régressive*, de *déclin* ou de *défervescence*, présente des caractères variés. Elle est plus ou moins rapide (mode *critique* et mode *lytique*). Presque nulle part elle n'est aussi prompte que dans la fièvre intermittente normale, où elle coïncide avec une abondante sueur. Elle se révèle par un amendement notable des principaux symptômes : la chaleur, la fréquence du pouls diminuent, ainsi que le malaise, la céphalalgie et l'agitation; le calme et le sommeil reviennent ; les urines sont foncées et déposent. Des phénomènes critiques autres que la sueur et les dépôts urinaires peuvent se produire.

La convalescence est plus ou moins courte et facile; l'amaigrissement, la faiblesse et la pâleur sont en raison directe de la durée et de l'intensité du mouvement fébrile.

Celui-ci peut affecter la forme aiguë et la forme chronique, et revêtir tous les types: continu ou sub-continu, rémittent, intermittent. Il est tantôt léger, tantôt d'une intensité souvent excessive. Il peut exister à l'état isolé, bien qu'il soit plus habituellement associé à d'autres éléments morbides dont il dépend à des degrés divers.

Bornons-nous, pour le moment, à cette esquisse rapide, et abordons l'étude analytique de la fièvre.

CHAPITRE III.

ANALYSE DES PHÉNOMÈNES FÉBRILES.

Parmi les phénomènes liés à la fièvre, les uns sont fondamentaux, les autres accessoires. Passons-les successivement en revue, et montrons ensuite leurs rapports réciproques.

Trouble de la calorification. — Il faut tenir compte, non-seulement de la chaleur cutanée, mais surtout de la chaleur interne. Avant l'intervention du thermomètre, on se bornait à constater avec la main la température de la peau, principalement aux poignets, aux avant-bras, sur la poitrine et au front. On concluait, le plus souvent, de la chaleur ou du refroidissement périphérique, à la chaleur ou au refroidissement du sang et des viscères. Mode d'exploration insuffisant, déduction parfois erronée. Le thermomètre fournit un degré de précision qui a dissipé bien des illusions. Le toucher ne donne qu'une appréciation approximative, quelque utile qu'elle soit. Ses indications varient, dans une certaine mesure, suivant la température de la main exploratrice, la sécheresse ou l'humidité de la peau du malade, son exposition à l'air, etc.; mais seul il permet d'apprécier les *qualités* de la chaleur fébrile, suivant l'antique langage: chaleur douce, humide, halitueuse, âcre, mordicante, etc.; distinctions d'une utilité réelle au point de vue de la connaissance du degré et des caractères de la fièvre. Les renseignements fournis par le toucher et le thermomètre doivent donc être simultanément mis à profit; celui-ci est surtout indispensable dans les cas graves[1].

Chez l'homme, dans l'état de santé, la température moyenne du creux de l'aisselle est de 37° centigrades. Ce chiffre, signalé par J. Davy, a été vérifié et accepté par

[1] L'école de Boerhaave, particulièrement de Haën, tout en accordant la priorité aux signes fournis par le pouls, recommanda l'application du thermomètre. Sauvages joignit l'exemple au précepte, antérieurement à de Haën (Sauvages; ouv. cité, tom. I, pag. 277 et suiv. et pag. 291. — De Haën, ouv. cité, *passim*.) Les nombreuses observations thermoscopiques du médecin de Vienne passèrent presque inaperçues, malgré leur importance. Quelques nouvelles recherches furent pratiquées, il est vrai, dans des cas isolés et pour la solution de questions spéciales, notamment par Currie. (J. Currie; *Medical reports on the effects of water cold and warm as remedy in febrile diseases*, etc. Liverpool. 1797, in-8°.) On peut dire néanmoins que la thermométrie clinique fut négligée. Ce n'est guère que depuis une trentaine d'années qu'elle a commencé à se répandre, tant en France qu'en Allemagne, en Angleterre et dans les divers pays.

A Paris, Chomel en méconnut l'utilité, tandis que Becquerel et Breschet, Bouillaud, Piorry, Andral et Gavarret, etc., contribuèrent à la propager. (Chomel; *Élém. de pathol. génér.*, 3e édit. Paris, 1841, pag. 290. — Becquerel et Breschet; journal *l'Expérience*, 1838, n° 38. — Bouillaud; *Clinique médic.*, etc. Paris, 1837, tom. I, pag. 297 et suiv.; tom. II, pag. 166 et suiv.; tom. III, pag. 236 et suiv. — Piorry; *Traité du diagnostic*, etc., 1838, tom. III, pag. 38 et suiv. — Gavarret; journal *l'Expérience*, n° du 11 juillet 1839.)

Aujourd'hui la plupart des médecins des hopitaux de Paris proclament la nécessité de la thermométrie. Citons parmi les principaux: Charcot, Henri Roger, Jaccoud, Sée, etc. (Charcot; *Gaz. hebdomad.*, 1869, pag. 324. — H. Roger; *Recherch. cliniques sur les malad. de l'enfance*, Paris, 1872, tom. I. — Jaccoud; ouv. cité. — Sée; *Leçons sur la thermométrie pathologique appliquée au diagnostic des maladies fébriles*: *Gaz. hebdom.*, 1869, nos 13, 15 et 19.)

En 1849, Fuster introduisit le thermomètre à la clinique médicale de Montpellier; je me livrai, depuis cette époque à une série d'explorations, en qualité de chef de clinique, et publiai un premier travail qui a pour titre:

Wunderlich, Longet, Küss, Gavarret, Paul Bert, Wundt et presque tous les observateurs[1].

Il y a dans le rectum et le vagin quelques dixièmes de degré en sus. La chaleur est moins élevée à la surface de la peau; elle y est inégalement répartie. Aux pieds et aux mains, on trouve généralement 5 à 6 degrés de moins.

La différence des âges, des climats, des saisons, des tempéraments, n'influence la chaleur animale que d'une manière peu sensible. Les variations thermiques diurnes dépassent rarement un demi-degré. Chez les sujets débilités, convalescents, et après des hémorrhagies abondantes, il y a assez souvent une diminution[2] de 0°,5 à 1°.

Cette fixité de la température à l'état physiologique, chez l'homme et les animaux à sang chaud, a frappé tous les esprits. Elle provient de deux ordres de facteurs antago-

Observations sur la chaleur animale dans les fièvres intermittentes paludéennes. (*Rev. thérapeut. du Midi*, 1850, pag. 111.) Les professeurs Dupré et Combal emploient journellement cet instrument à l'hôpital Saint-Éloi.

A Strasbourg, Hirtz et ses élèves ont fait les observations thermoscopiques les plus multipliées. (Hirtz; Article *Chaleur* du *Nouv. dictionn. de méd.*, etc., tom. VI, pag. 806. — Bernheim; *La Fièvre et l'École de Strasbourg*: *Gaz. hebdomad. de médec.*, etc., 1872, pag. 2.)

En Allemagne, la thermométrie pathologique a fait d'immenses progrès. Signalons surtout les travaux de Bærensprung, de Traube, et particulièrement de Wunderlich, professeur à Leipzig. Ces médecins et leurs élèves ont étudié méthodiquement les modifications thermiques dans les phases successives des maladies fébriles, et ont tiré de cette notion d'utiles déductions pour le diagnostic, le pronostic et la thérapeutique. (Wunderlich; *De la températ. dans les malad. fébriles*, trad. Labadie-Lagrave. Paris, 1872.)

[1] Wunderlich; ouv. cit., pag. 2. — Longet; *Traité de physiol.*, tom. II. Paris, 1869, pag. 488. — Küss; *Cours de physiol.*, rédigé par Duval. Paris, 1872, pag. 365. — Gavarret; art. *Chaleur animale* du *Dictionn. encyclopéd. des scienc. médic.*, tom. XV, pag. 6. — Paul Bert; art. *Chaleur animale* du *Nouv. dictionn. de méd. et de chirurg. prat.* — Wundt; *Traité élément de phys. méd.*, trad. Monoyer. Paris, 1871, pag. 539. — Toutes les températures que je mentionne se réfèrent à l'échelle centigrade.

[2] La température normale des mammifères oscille entre 35°,5 et 40°,5. Celle des oiseaux est la plus élevée : elle ne s'abaisse pas normalement au dessous de 39°,44 et ne s'élève pas au-dessus de 43°,9. (Littré et Robin; ouv. cité, article *Température*.)

Ch. Martins a constaté, au moyen du thermomètre de Walferdin, aux

nistes qui s'équilibrent : les uns produisent du calorique, d'autres le dépensent. Parmi les premiers, figurent d'abord les processus chimiques d'oxydations ou de combustions interstitielles, la contraction des muscles, l'activité sécrétoire des glandes, l'action directe du système nerveux. Parmi les secondes, la transpiration cutanée et pulmonaire, le rayonnement dans l'espace, la transformation de la chaleur en mouvement, jouent le principal rôle.

Quel est le régulateur de ces phénomènes ? C'est le système nerveux. Il influe sur la calorification, soit en l'activant, soit en la modérant. En modifiant la répartition du sang dans les organes, il augmente ou diminue la perte du calorique, et maintient ainsi l'équilibre entre la recette et la dépense.

Cette permanence du niveau thermique n'est vraie néanmoins qu'en de certaines limites. Soumis à une température de plus en plus haute ou de plus en plus basse que la sienne, le corps s'échauffe ou se refroidit jusqu'au point où la continuation de la vie devient impossible.

Le creux de l'aisselle, bien fermé, est le lieu d'élection pour l'exploration thermométrique de la chaleur fébrile. La température de la cavité buccale est influencée par l'entrée et la sortie alternatives de l'air ; celle du rectum et du vagin est plus fixe ; mais des raisons de bienséance font que l'aisselle doit être préférée, sauf dans quelques cas tout à fait exceptionnels[1].

Feroë, au Spitzberg et dans nos climats tempérés, que la température rectale moyenne de 110 canards et canes a été de 42°,098 ; et celle de 97 oies, de 41°,316. (Ch. Martins ; *Mém. sur la temp. des oiseaux palmipèdes du nord de l'Europe.* Montpellier. 1856, pag. 7.)

[1] L'application du thermomètre dans l'aisselle est des plus faciles, et sans inconvénient et sans désagrément pour le malade. Il suffit de bien essuyer celle-ci, et d'y appliquer la boule de l'instrument préalablement un peu chauffée, surtout en hiver. Le bras est appliqué contre le thorax, et l'instrument laissé en place pendant douze à quinze minutes. On peut même le confier à la personne chargée de veiller le malade. Avec un peu d'habitude, elle pratiquera convenablement cette petite opération.

Depuis quelques années, je me sers à peu près exclusivement du ther-

Chez les vieillards, Charcot explore de préférence la température rectale, comme représentant plus exactement celle des viscères. Il a souvent comparé les températures rectale et axillaire, et a constaté un écart considérable, qui peut aller jusqu'à 3° en faveur de la température du rectum[1]; une telle différence ne se produit guère que chez des vieillards affaiblis.

D'après Wunderlich, la température moyenne de la cavité axillaire d'un individu sain étant de 37°, celle de la cavité buccale sera de 37°,1 à 37°,2; celle du rectum et du vagin, de 37°,3 à 37°,5[2]. H. Roger a établi que chez les enfants, le creux axillaire donne presque absolument (à 0°,3 près) la température centrale[3]. Enfin, selon Jürgensen, qui base ses conclusions sur le chiffre énorme de 11,000 essais thermométriques, la température dans le rectum serait de 37°,87 chez l'homme sain[4].

La chaleur interne n'est pas absolument identique dans les divers points du corps. Claude Bernard a démontré, en 1849, que le sang qui va aux poumons est plus chaud que celui qui en revient; il se refroidit donc un peu dans cet organe, contrairement à l'hypothèse de la combustion respiratoire précédemment admise. Chez les animaux, le sang du ventricule gauche est constamment moins chaud que celui du ventricule droit, de 0°,25 environ. Le sang qui sort du foie par les veines sus-hépatiques, et des reins par les rénales, est plus chaud que le sang artériel apporté dans ces viscères. La différence entre les températures du sang dans l'appareil circulatoire varie de 1° à 2°. Ce liquide,

momètre à mercure de Fastré, construit d'après les indications de Jaccoud. Sa longueur n'excède pas 16 centimètres, ce qui le rend facilement portatif; il est divisé en dixièmes de degré, et suffit pour les observations courantes.

[1] Charcot; *De l'import. de la thermométrie dans la clinique des vieillards.* (*Gaz. hebdom.*, 1869, pag. 324 et suiv.)

[2] Wunderlich; ouv. cité, pag. 100.

[3] H. Roger; ouv. cité, tom. I, pag. 236.

[4] Voir Wundt; ouv. cité, pag. 539.

dans son mouvement incessant, distribue dans l'organisme la chaleur qui se produit dans les tissus et en lui-même. Ces variantes dans la chaleur interne sont sans importance pratique en pyrétologie.

Voici comment Wunderlich distingue les températures fébriles, d'après une masse d'observations judicieusement interprétées.

Température sous-fébrile : 37°,5 à 38.

Température fébrile modérée : 38°,5 à 39 le matin, et jusqu'à 39°,5, le soir.

Température fébrile élevée jusqu'à 39°,5 le matin, et 40°,5 le soir.

Températures hyperpyrétiques ; 42° et au-dessus[1].

Le fait seul de la constatation de 38° dans l'aisselle suffit pour affirmer la fièvre. Il y a état algide au-dessous de 36°.

Après les repas survient une petite élévation thermique durant deux ou trois heures, mais n'atteignant jamais 38°. On peut en dire autant des effets des boissons chaudes et de l'exercice musculaire. La température s'élève tout au plus à 37°,8, et ce n'est que momentané. Les oscillations physiologiques n'atteignent donc pas la chaleur minima de l'état fébrile.

En général, les fluctuations thermiques de l'état hygide se retrouvent à un degré plus prononcé dans le cycle fébrile. Elles varient suivant le type, le degré, la période de la fièvre, l'irrégularité de sa marche, les complications et le traitement.

L'observation thermoscopique doit être faite deux fois par jour au moins, plus souvent dans quelques cas, et aux mêmes heures, de préférence vers neuf heures du matin et huit heures du soir. Cette règle n'a pourtant rien d'absolu ; elle ne saurait s'appliquer aux fièvres paludéennes.

[1] Wunderlich ; ouv. cité, pag. 9 et 10. D'après cet auteur, les températures extrêmes observées chez l'homme sont 44°,7 et 32°. Abstraction faite des cas absolument exceptionnels, la température n'oscille, même dans les maladies les plus graves, qu'entre 35° et 42°,5 (pag. 3).

H. Roger a vu la température baisser jusqu'à 22° chez un petit enfant.

La thermoscopie peut seule distinguer avec netteté, dans chaque affection fébrile, les périodes classiques d'augment, d'état et de déclin, et apprécier exactement le contraste entre les rémissions et les exacerbations [1].

Malgré le frisson avec horripilation, claquement des dents, etc., la température axillaire augmente généralement de 1° à 3°. La sensation de froid n'est pas un fait purement subjectif, une *simple hallucination de la sensibilité*. Il y a presque toujours réfrigération réelle à la périphérie, particulièrement aux extrémités, coïncidant avec l'élévation de la chaleur interne. Il y a parfois un écart de 8° à 9° entre la température de la paume de la main et celle du creux axillaire. A quoi est dû ce refroidissement des extrémités? A une ischémie locale, dépendant elle-même de la contraction des vaisseaux périphériques et des éléments musculaires de la peau.

Y a-t-il, au contraire, abaissement de la température interne, on a affaire à un état algide, mode pathologique bien distinct du processus fébrile, et qui peut se produire quand celui-ci est brusquement enrayé par un état syncopal ou un collapsus profond [2].

dans un cas de sclérème tout à fait exceptionnel. La chaleur avait diminué dans le rectum comme dans le creux axillaire. L'algidité centrale était plus considérable que dans le choléra. (H. Roger; ouv. cité, pag. 451.)

[1] On recommande généralement d'inscrire les constatations thermométriques sur un papier offrant des lignes horizontales coupées par des lignes verticales, également espacées. Les espaces horizontaux contiennent les degrés et divisions de degrés écrits d'avance en marge sur la gauche. Les divisions verticales correspondent au jour de la maladie. Chaque colonne verticale est subdivisée en deux par un trait fin, la subdivision de gauche répondant au matin (minuit à midi), celle de droite au soir (midi à minuit). On trace un point, matin et soir, dans l'espace correspondant au degré de température et au jour de la maladie. On réunit ces deux points par une ligne droite; on en fait autant tous les jours, et on obtient une ligne plus ou moins brisée, dite courbe graphique, qui permet de saisir promptement toutes les particularités de l'évolution thermique. Il convient également d'annexer à ce tableau le nombre des pulsations et des respirations correspondantes.

[2] Dans la période algide du choléra, les températures les plus basses constatées par Doyère dans l'aisselle sont 33°,6, 34°, 34°,1, 34°,5. La

La sensation subjective de la chaleur, comme celle du froid, ne correspond pas toujours exactement au degré d'élévation ou d'abaissement de la colonne thermométrique ; aussi des exacerbations et des rémissions fébriles passent-elles parfois inaperçues des malades. Dans certains cas, notamment chez des personnes très-impressionnables, la thermoscopie n'accuse qu'une très-légère augmentation de calorique, tandis que le malade la ressent vivement, et *vice versâ*.

Le frisson dit nerveux ou purement spasmodique peut se produire sans modification de la chaleur objective. La faiblesse, l'hyperesthésie cutanée, une cause légère de refroidissement, favorisent son invasion.

Le frisson fébrile éclate habituellement lorsque la température interne s'élève brusquement, celle de la périphérie n'ayant pas suivi cette ascension, s'étant même abaissée. Une légère augmentation de chaleur précède souvent le frisson. Ajoutons que la sensation provoquée par le frisson fébrile n'est pas toujours celle du refroidissement réel. La constance de l'élévation thermique interne dans toute la durée du mouvement pyrétique, malgré le frisson et le refroidissement cutané, est un fait aujourd'hui définitivement prouvé. Le degré de cette élévation est proportionné à celui de la fièvre, et constitue son meilleur critérium. A la suite d'une brusque défervescence, la température peut tomber au-dessous du taux physiologique.

TROUBLE DE LA CIRCULATION. — Le principal trouble circulatoire lié à la fièvre consiste dans l'augmentation du nombre des battements du cœur, autrement dit la fréquence

réaction amène le retour de la température normale, et même une température plus élevée. Peu de temps avant la mort, et au moment de la mort, il a noté de 39° à 42°. Les cadavres des cholériques n'éprouvent pas de réchauffement, d'après Doyère. Il a toujours vu l'ascension thermométrique s'arrêter au moment précis de la mort. (Doyère : *Sur la respiration et la chaleur humaines dans le choléra : Monit. des hôpitaux*, 1854, nos 13 et 14. Dans deux cas, j'ai constaté un peu avant la mort 39°,5 et 39°,6.

du pouls. Celle-ci peut être appréciée approximativement par le fait seul de l'application d'une main exercée ; l'intervention de la montre à secondes est de rigueur pour une plus grande exactitude.

Un mot d'abord sur la fréquence physiologique du pouls aux divers âges. D'une manière générale, elle diminue depuis la première enfance jusqu'à l'âge adulte, pour se relever un peu pendant la vieillesse. De nombreux tableaux ont été dressés à ce sujet. Plusieurs sont basés sur des observations faites dans les hôpitaux, c'est-à-dire en dehors des conditions d'une santé parfaite ; aussi n'ont-ils qu'une valeur relative.

Leuret et Mitivié donnent les moyennes suivantes : 65 pulsations chez les jeunes gens ; 74 chez les vieillards. Contrairement à l'opinion reçue, ils ont trouvé le pouls moins fréquent dans la jeunesse que dans la vieillesse[1].

Voici les résultats de Valleix : 90 à 100 dans l'état de veille et 87 pendant le sommeil, chez les enfants âgés de 2 à 21 jours ; 126 du 6e au 26e mois ; 110 à 120 jusqu'à 6 ans[2].

D'après Quetelet, les moyennes sont : dans les premiers jours de la naissance, 136 ; jusqu'à 5 ans, 88 ; de 10 à 15 ans, 78 ; de 20 à 25 ans, 70 ; de 25 à 30 ans, 71 ; de 30 à 50 ans, 70[3].

Trousseau conclut que dans les deux premières semaines de la vie, le pouls varie de 78 à 150 ; dans la seconde moitié du premier mois, de 120 à 164 ; de 1 à 2 mois, de 96 à 132 ; de 2 à 6 mois, de 100 à 162 ; de 6 mois à 1 an, de 100 à 160 ; de 1 an à 21 mois, de 96 à 140. « La fréquence à elle toute seule, dit-il, à moins qu'elle ne soit excessive, n'a presque aucune valeur séméiologique[4]. »

[1] Leuret et Mitivié ; *De la fréquence du pouls chez les aliénés*. Paris, 1832.

[2] Valleix ; *Clinique des maladies des enfants nouveau-nés*. Paris, 1838, pag. 10.

[3] Quetelet ; *Physique sociale*, etc., tom. II, pag. 123, Bruxelles, 1869.

[4] Trousseau ; *Sur le pouls des enfants à la mamelle*. (*Journ. des conn. médico-chirurg.*, 1841, pag. 29.)

Pour beaucoup de médecins, la fréquence moyenne du pouls chez l'adulte est de 65 seulement.

Hourmann et Dechambre ont confirmé les recherches de Leuret et Mitivié sur le pouls des vieillards. D'après eux, la moyenne serait de 74 environ[1].

« Dans la plupart des cas où j'ai examiné le pouls des vieillards, dit Bouchut, je l'ai constamment trouvé au-dessous de 76, et c'est chez eux que l'on trouve le plus souvent les faits exceptionnels de pouls rare à 50 et 60 par minute[2]. » Chez vingt-sept octogénaires, je l'ai trouvé, à plusieurs reprises, entre 68 et 80. Chez trois autres, il n'atteignait pas 65. Il ne faut pas perdre de vue que les vieillards sont souvent atteints de lésions du cœur et des valvules, qui influent sur le nombre et la régularité des pulsations.

Les émotions morales produisent souvent une augmentation de 20 à 30 pulsations et même plus. L'arrivée du médecin et l'appréhension causée par son exploration peuvent suffire pour amener ce résultat; d'où le judicieux précepte de Celse, d'attendre quelques instants avant de tâter le pouls[3].

Mentionnons aussi l'influence des différentes positions du sujet au moment de l'examen. Graves (de Dublin) l'a particulièrement signalée, après de Haën, Guy[4], etc. Maintes fois j'ai eu occasion de la constater. Voici en quoi elle consiste : Le fait seul de l'attitude droite augmente le nombre des pulsations. La fréquence du pouls dans la position assise peut être considérée comme une moyenne entre celle de la position allongée et celle de la position verticale. Les deux bras étant levés, le pouls est plus rare que lorsqu'ils sont

[1] Dechambre et Hourmann; *Recherches cliniques pour servir à l'histoire des maladies des vieillards.* (*Arch. génér. de méd.*, nov. 1835.)

[2] Bouchut; *Pathol. génér.*, 3e édit. Paris, 1875, pag. 1070.

[3] Celse; ouv. cité, pag. 96.

[4] Graves; *Leçons de clinique médic.*, trad. Jaccoud. Paris, 1862, tom. I, pag. 55 et suiv.

baissés. Si le sujet est apyrétique, la différence est infiniment moins sensible que s'il a la fièvre. Elle croît proportionnellement à la fréquence des battements; elle peut être de 15 à 20. Les expériences de Marey confirment les résultats ci-dessus[1]; d'où la nécessité d'explorer le pouls dans la même position chez le même individu, quand on compare sa fréquence relative dans le cours d'une maladie.

Pendant le sommeil, la fréquence diminue. A jeun, il y a ordinairement une dizaine de pulsations de moins qu'après le repas. La rareté coïncide souvent avec la faiblesse et l'irrégularité des pulsations, en l'absence de toute lésion cardiaque appréciable.

Certaines anomalies compatibles avec l'état de santé deviendraient une cause d'erreur dans l'appréciation du pouls fébrile, si l'on n'était prévenu. Ainsi, dans des cas exceptionnels, le pouls ne bat normalement que 50 ou 45 fois et même moins par minute[2]. « J'ai vu une dame, dit Chomel, dont le pouls, dans les accès d'une fièvre intermittente, ne battait pas au-delà de 60 fois par minute, au grand étonnement de son médecin. Cet étonnement eût cessé si on eût compté le nombre des pulsations dans l'apyrexie : il ne s'élevait pas au-delà de 40 par minute[3]. » Plusieurs cas de pouls fébriles réputés rares sont de cette nature.

Pendant la grossesse et chez certains sujets nerveux, le pouls atteint ou dépasse normalement 80.

Mille autres circonstances peuvent l'accélérer : ingestion de boissons alcooliques ou excitantes, réveil brusque, exercice tant soit peu forcé, pertes de sang, anémie, etc. J'ai

[1] Marey; *Physiol. médic. de la circulat. du sang*. Paris, 1863, pag. 206. L'explication qu'en donne cet habile expérimentateur est basée sur l'action de la pesanteur, qui modifie le mouvement du sang, tantôt en secondant, tantôt en contrariant l'action du cœur. D'autres causes ont été invoquées, ce n'est pas ici le lieu de les discuter.

[2] Stokes a rassemblé plusieurs observations de malades dont le pouls variait de 28 à 40. Il considère ce symptôme comme souvent lié à la dégénérescence graisseuse du cœur. (Stokes : *Traité des malad. du cœur et de l'aorte*., trad. Sénac. Paris, 1864, pag. 138, 305 et suiv.)

[3] Chomel; *Élém. de pathol. génér.*, 3e édit. Paris, 1841, pag. 261.

vu, avec le professeur Boyer, un malade âgé de 48 ans, nerveux, anémique, et atteint d'une lésion organique du cœur, chez qui, de temps à autre, se produisent des palpitations qui durent plusieurs heures, accompagnées de sueur, le pouls donnant jusqu'à 160 et la température axillaire ne dépassant pas 37°,8.

« Au-dessus de 100 pulsations par minute, dit Bouchut, chez les enfants à la mamelle endormis, il y a fièvre; il en est de même lorsque, chez un enfant éveillé de même âge, le pouls dépasse 110 et 120.... Chez les enfants plus âgés, dans la seconde enfance, le pouls d'un sujet endormi, qui s'élève au-dessus de 84 ou 88, est un pouls fébrile; tandis que, lorsqu'ils sont éveillés, il n'y a vraiment fièvre qu'au-delà de 100 pulsations. Au reste, c'est dans l'enfance que la signification de la fréquence du pouls offre le plus d'incertitude[1]. » La fréquence du pouls fébrile chez l'enfant est comparativement plus grande que chez l'adulte, sans impliquer à elle seule plus de violence dans le processus pyrétique. Chez le premier, le chiffre de 150 peut s'allier avec une fièvre modérée; chez le second, il dénote une fièvre d'une intensité exceptionnelle. Dans la vieillesse, la fréquence du pouls fébrile est beaucoup moindre : elle dépasse rarement 115. Le nombre 160 n'est guère atteint que chez les enfants. Dans ce cas, les pulsations se confondent; il est très-difficile de les compter : le doigt explorateur ne perçoit que la sensation d'une espèce de frémissement. Le défaut de fréquence et même la rareté peuvent se rencontrer accidentellement dans quelques états fébriles. Ces considérations démontrent surabondamment que la sphygmologie fournit un point de repère beaucoup moins fixe que la thermométrie dans la constatation de la fièvre.

La fréquence du pouls implique-t-elle un surcroît d'énergie du cœur? Marey répond négativement pour la très-grande majorité des cas. Selon lui, elle provient sur-

[1] Bouchut; ouv. cit., pag. 190.

tout de ce que, la circulation périphérique étant devenue plus facile dans la fièvre, et la tension artérielle (force élastique ou tendance des artères à revenir sur elles-mêmes) étant ainsi diminuée, le cœur se contracte plus souvent, puisqu'il a moins de résistance à vaincre. « Le cœur bat d'autant plus fréquemment qu'il éprouve moins de peine à se vider... La fréquence du pouls est en raison inverse de la tension artérielle[1]. » Proposition par trop absolue et diamétralement opposée à la théorie non moins exclusive de Blackley, d'après laquelle le cœur battrait avec d'autant plus de fréquence qu'il aurait à vaincre une résistance plus grande. Dans le frisson fébrile, la circulation périphérique a beau être entravée, la fréquence des contractions cardiaques est augmentée, contrairement à ce qui devrait avoir lieu, d'après Marey. Ici, en effet, les vaisseaux capillaires périphériques sont spasmodiquement resserrés, la tension artérielle est plus élevée, le cœur a plus de peine à pousser l'ondée sanguine. D'autres influences interviennent. Une simple émotion ne suffit-elle pas pour accroître le nombre des contractions cardiaques? Le mode d'innervation du cœur, sa stimulation directe ou réflexe, doivent donc aussi être invoqués. Marey admet bien, dans quelques circonstances, la suractivité du cœur comme cause de la fréquence de ses contractions; mais il considère ces faits comme trop exceptionnels.

Dans l'état fébrile, les bruits du cœur acquièrent parfois une intensité plus grande; le choc est très-prononcé, on le perçoit dans toute l'étendue de la cage thoracique. Quand ces conditions sont réunies, l'action contractile du cœur est généralement accrue.

Indépendamment de la fréquence, le pouls fébrile offre souvent un autre caractère : la diastole et la systole artérielles s'effectuent en général avec plus de promptitude (pouls vite ou rapide). Il n'existe pourtant pas de rapport nécessaire entre la fréquence et la vitesse.

[1] Marey : ouv. cit., pag. 206 et 209.

La force du pouls ou l'intensité de la sensation tactile produite par l'artère explorée se modifie, à son tour, sous l'influence de la fièvre. Le doigt constate bien les types extrêmes de force et de faiblesse, mais les nuances intermédiaires, ainsi que d'autres modifications, sont plus nettement révélées par le sphygmographe de Marey, qui enregistre les pulsations de l'artère radiale avec leur régularité et leur intensité relatives, et avec la forme propre à chacune d'elles, se traduisant par des ondulations plus ou moins prononcées. C'est ainsi qu'il démontre l'existence normale, dans la période descendante, d'un léger rebondissement ou dicrotisme qui devient beaucoup plus marqué dans la plupart des maladies fébriles graves, reliées entre elles par un état ataxo-adynamique, dicrotisme qui tient à des oscillations alternativement centripètes et centrifuges de la colonne sanguine[1].

La force du pouls est-elle toujours proportionnée à l'énergie de la contraction cardiaque? Il n'y a pas de rapport constant. Plusieurs causes la font varier, entre autres le volume de l'artère et le degré de sa tension.

Pendant le frisson initial, le pouls est en général petit, faible, concentré, ce qui tient surtout à l'étroitesse de la lumière du vaisseau spasmodiquement contracté. Dans la période suivante, diminution du *tonus* vasculaire, dilatation de l'artère, pulsation plus forte.

Marey pose en principe la proposition suivante : *La force du pouls n'est point en rapport avec l'énergie de la*

[1] Le sphygmographe représente fidèlement la force du pouls par l'amplitude de la pulsation, qui se traduit par la hauteur à laquelle le levier est soulevé lors de l'expansion du vaisseau, hauteur proportionnelle à l'énergie de la pulsation. Il montre que la force du pouls est d'autant plus grande que le vaisseau artériel est plus dilaté. Une pulsation paraît d'autant plus forte au toucher, qu'elle s'accomplit brusquement ; c'est une illusion que le sphygmographe rectifie. Par contre, le pouls paraît souvent faible quand l'expansion du vaisseau se fait avec lenteur. C'est surtout pour le diagnostic des lésions du cœur que cet instrument rend des services signalés. Son utilité est beaucoup moindre dans les pyrexies ; les doigts bien exercés peuvent le plus souvent le remplacer.

contraction ventriculaire; elle est réglée par l'état de la circulation dans les dernières ramifications du système vasculaire[1]. Les petits vaisseaux sanguins sont-ils contractés, la tension artérielle s'élève; sont-ils relâchés, elle s'abaisse. Le fait seul de la diminution de la tension artérielle développe le pouls et le fait paraître plus fort. Le degré d'énergie de la contraction ventriculaire ne doit pourtant pas être négligé, bien qu'il n'y ait pas de rapport absolu.

Le pouls se relève souvent après une saignée. Quelle en est la cause? La diminution de la tension artérielle, due à la moindre quantité de sang contenu dans les vaisseaux et à son écoulement devenu plus facile. Mais si l'émission sanguine a été trop abondante, s'il n'y avait pas, antérieurement à la phlébotomie, des signes de tension artérielle bien accusés, le pouls se montre plus faible.

Les changements dans le rhythme des pulsations se rattachent aux divers états morbides dont la fièvre est la compagne ou à des complications, non au mouvement fébrile lui-même.

TROUBLE DE LA RESPIRATION. — Chez l'adulte, à l'état normal, le nombre moyen des mouvements respiratoires est de 18 à 20; il est dans un rapport de 1 à 4, relativement au nombre des pulsations.

D'après Quetelet, jusqu'à 1 an, la moyenne du nombre des respirations est de 44; elle est de 26 à 5 ans; de 20, de 15 à 20 ans; de 18,7, de 20 à 25 ans; de 16, de 25 à 30 ans; de 18,1 de 30 à 50 ans [2].

Une course de quelques instants peut quadrupler le chiffre respiratoire normal. Le pouls devient en même temps plus accéléré. Sa fréquence, comme celle de la respiration, diminuent pendant le sommeil.

Par le fait seul de la fièvre, le nombre des respirations peut s'élever, chez l'adulte, à 30, 35, 40, parfois même au-

[1] Marey; ouv. cit., pag. 235.

[2] Quetelet; ouv. cit., tom. II, pag. 123.

delà. Assez souvent il y a de la dyspnée, sans qu'on puisse l'imputer à une lésion appréciable des organes thoraciques.

La fièvre modifie-t-elle la composition chimique de l'air expiré? Malcolm a fait quelques expériences sur des typhiques de l'hôpital de Belfort. Voici ses conclusions : 1° Dans le typhus, l'exhalation de l'acide carbonique est beaucoup moindre que dans l'état de santé; 2° cette quantité est moindre encore dans les cas les plus graves [1]. Hervier et Saint-Larger ont obtenu des résultats analogues dans l'affection typhoïde et les fièvres éruptives [2]. D'après Doyère, cette diminution existerait non-seulement dans l'air expiré des cholériques, mais encore dans la fièvre typhoïde et la pneumonie aiguë. Mais il est difficile, comme l'a remarqué Andral, de faire la part qui revient à l'altération pulmonaire, à la fièvre et aux conditions spéciales qui dominent l'organisme dans l'affection typhoïde. « Question grave, ajoute-t-il, qui demande de nouvelles recherches dont il n'est pas besoin de faire sentir toute l'importance [3]. »

Cette lacune a été comblée par le professeur Liebermeister (de Bâle). Après avoir placé dans des appareils spéciaux des malades atteints de fièvre intermittente, il a constaté que l'élimination d'acide carbonique par le poumon est plus grande pendant l'accès que pendant l'apyrexie, dans la même durée de temps. C'est dans le stade de frisson, où la température s'élève avec le plus de rapidité, que l'exhalation d'acide carbonique est surtout considérable : elle est une fois et demie plus grande; elle a atteint en une demi-heure le chiffre énorme de 32 grammes [4]. Cet excès d'acide carbonique se rapporte à une exagération de

[1] *Gaz. médic. de Paris*, 1844, pag. 21.

[2] Hervier et Saint-Larger; *Rech. sur les quantités d'acide carbon. exhalé par le poumon à l'état de santé et de maladie*. Lyon, 1849.

[3] Andral. *Rapport à l'Acad. des scienc. sur le concours de 1858* (prix Breant), séance du 14 mars 1859.

[4] Voir Ed. Weber (de Mulhouse); *Des condit. de l'élévat. de la températ. dans la fièvre*. (Thèse de Paris, 1872, pag. 30 et suiv.).

la combustion des hydrocarbures. Les résultats obtenus par cet expérimentateur sont des plus importants, Claude Bernard et Vulpian les considèrent comme décisifs[1].

On doit également tenir compte des autres voies par lesquelles ce gaz peut s'éliminer, notamment les reins et la peau. D'après Ewald, les urines fébriles contiennent en moyenne 16 à 17 pour 100 d'acide carbonique, tandis que l'urine normale en contient à peine 12 pour 100[2].

Rapport entre la chaleur, le pouls et la respiration fébriles. — Dans la fièvre, la chaleur s'accroît habituellement dans un rapport direct avec l'élévation du nombre des contractions cardiaques. Ces deux symptômes marchent parallèlement; ils ont les mêmes rémissions et les mêmes exacerbations, sauf quelques divergences accessoires. Le chiffre des respirations augmente aussi, mais dans un rapport moins étroit. L'impressionnabilité du sujet, une douleur pectorale, la congestion pulmonaire et d'autres conditions, le font varier. La proportion normale de 1 à 4 ne se maintient pas.

Chez les enfants, la température fébrile ne dépasse pas de beaucoup celle des adultes; le nombre des pulsations et des respirations atteint souvent un chiffre relativement plus élevé. Roger a constaté, non-seulement 180 pulsations, mais encore jusqu'à 220, chez une petite fille de 18 mois atteinte de pneumonie double. Quant au nombre des respirations, il peut aller jusqu'à 80 et même 100[3].

Hardy s'est particulièrement occupé des variations diurnes de la température, de la circulation et de la respiration dans des cas de variole, d'érysipèle, de scarlatine, de rougeole et de fièvre typhoïde. Il conclut que « la cir-

[1] Cl. Bernard; *Leçons sur la chaleur animale, sur les effets de la chaleur et sur la fièvre*. Paris, 1856, pag. 420 et suiv. — Vulpian; *Leçons sur l'appareil vaso-moteur*, etc. Paris, 1875, tom. II, pag. 211.

[2] Voir Cl. Bernard; ouv. cit., pag. 432.

[3] H. Roger; ouv. cit., pag. 152.

culation et la respiration présentent des variations diurnes de même ordre que la température; les trois courbes suivent alors des oscillations presque parallèles ayant le même jour leurs maxima et leurs minima, tantôt au contraire une direction approximativement semblable dans l'ensemble, mais dont les variations diurnes ne sont point concordantes; la respiration surtout décrit une courbe souvent indépendante[1] ».

La concordance est d'autant plus grande que le processus fébrile évolue plus convenablement.

Pour une élévation de 1°, on observe souvent une augmentation de 5 à 20 pulsations par minute. Un même nombre de pulsations peut correspondre à des températures différentes. Ainsi, un pouls de 100 coïncide fréquemment chez l'adulte avec 41°,2, 40°,9, 40°,6, 39°,8.

C'est surtout dans les fièvres graves que les oscillations thermiques peuvent coïncider avec un état stationnaire du pouls, ou même avec des modifications en sens inverse.

On doit rechercher avec soin les influences qui peuvent rompre les rapports normaux. Ainsi, la compression cérébrale a pour effet d'abaisser beaucoup plus le pouls que la chaleur. Ailleurs, une lésion cardiaque, un état subasphyxique, un spasme des organes respiratoires, augmentent outre mesure le nombre des mouvements rhythmiques du thorax. Dans certains collapsus, on observe une chute subite de la chaleur cutanée, avec exagération du pouls et de la respiration. Une forte excitation des nerfs vagues et du bulbe amène le ralentissement des battements du cœur; leur état semi-paralytique produit l'effet inverse. Enfin la fréquence du pouls tient souvent à la facilité plus grande du sang à traverser les capillaires, autrement dit, à la diminution de la tension artérielle. Ces diverses causes expliquent, dans bien des cas, le défaut d'harmonie des symptômes fébriles.

[1] Hardy: *De la températ. animale dans quelques états pathol., et de ses rapports avec la circul. et la respir.* Paris. 1859.

Dans la convalescence des fièvres graves, la température revient plus vite à l'état normal que le pouls. La fréquence peut coïncider avec un léger abaissement thermique.

On a voulu établir un rapport de dépendance entre l'élévation de la chaleur et la fréquence du pouls. L'opinion la plus accréditée aujourd'hui est que le premier de ces symptômes engendre le second. Les iatro-mécaniciens de l'École de Boerhaave admettaient, au contraire, que le surcroît de calorique était dû au frottement plus grand du sang dans l'appareil cardio-vasculaire, circonstance à laquelle ils accordaient une importance exagérée[1].

Dans la plupart des températures hyperpyrétiques, le pouls est très-fréquent et même irrégulier; mais, parfois aussi, les modifications du pouls précèdent l'élévation excessive de la chaleur, comme l'observe Wunderlich contre Liebermeister[2]. La fréquence du pouls n'est donc pas l'unique effet de l'élévation de le chaleur; ce sont deux symptômes connexes s'influençant réciproquement, faisant partie du même processus, mais non complétement subordonnés l'un à l'autre.

Quant à leur valeur clinique, j'adhère à l'opinion de Hirtz : « Vingt pulsations de plus ne marquent pas aussi sûrement la fièvre ou son augmentation qu'un seul degré thermométrique[3]».

La chaleur normale se meut dans l'étroite échelle de 2°,

[1] Les physiciens et les physiologistes de nos jours, tout en reconnaissant que là n'est pas la source principale de la thermogénèse, ne sont pas d'accord dans son évaluation. Gréhant établit, d'après les expériences et les calculs de Joule, que le travail accompli par le cœur est employé à vaincre la résistance offerte au cours du sang et qu'il est tout entier transformé en chaleur. Il évalue à 100 calories la quantité de chaleur ainsi produite chez l'homme adulte. (Gréhant; *Manuel de physique médicale*. Paris, 1869, pag. 220 et 255.)

D'après Vulpian, « le frottement du sang contre les parois cardio-vasculaires engendre peut-être de la chaleur; mais c'est là probablement une cause calorifique à peu près négligeable ». (Vulpian; ouv. cité, pag. 177.)

[2] Wunderlich; ouv. cité, pag. 117.

[3] Hirtz; art. *Fièvre*, cité, pag. 715.

(36° à 38°); la chaleur fébrile n'en parcourt pas plus de 5°, sauf exceptionnellement. La fréquence du pouls, tant à l'état hygide qu'à l'état fébrile, offre au contraire de grandes différences. Wunderlich a donc pu dire sans trop d'exagération : « L'accélération du pouls est une mauvaise pierre de touche de l'état fébrile ».

TROUBLES DE LA DIGESTION, DES SÉCRÉTIONS ET DES EXCRÉTIONS. — L'appétit disparaît ou diminue, le moindre aliment produit facilement des symptômes gastriques. En général, la soif augmente, la langue se couvre d'un enduit muqueux, la sécrétion salivaire est moins abondante; les nausées et même les vomissements ne sont pas rares. Le suc gastrique perd son aptitude normale.

La peau, sèche au début, souvent contractée et refroidie aux extrémités, ne tarde pas à offrir une chaleur sèche qui persiste fréquemment dans la période d'état, devient douce au toucher, halitueuse, et se couvre de sueur, surtout vers le déclin. La chaleur et la sécheresse de cet organe produisent souvent au toucher une sensation désagréable (mordicante), qui peut exister, observe Botkin, avec une température relativement peu élevée[1]. Sensation due très-probablement à la sécheresse et à l'altération sécrétoire du tégument. L'évaporation de la sueur est une source de refroidissement, parfois aussi de frissons. Malgré cette influence compensatrice, la chaleur interne et cutanée peut persister, vu l'exagération de la cause productrice du mouvement fébrile. La diaphorèse favorise la cessation de celui-ci, mais ne la détermine pas. L'abaissement de la température précède fréquemment la sueur; dans les périodes d'augment et d'état, la sécrétion sudorale ne produit souvent qu'un soulagement médiocre. Vers le déclin, elle est d'un augure favorable. La défervescence peut avoir lieu sans sueur, mais elle est généralement plus rapide avec le concours de celle-ci.

[1] Botkin; *De la fièvre*, trad. de Georges. Paris, 1872, pag. 63.

Les analyses de la sueur fébrile sont insuffisantes et contradictoires sur quelques points[1].

La sécrétion urinaire est altérée. Le rein est le principal émonctoire par lequel le sang se débarrasse, non-seulement de l'excès de liquide provenant des boissons ingérées, incomplétement assimilées, mais encore des matériaux impropres à la vie, résidus ou déchets de la désassimilation des substances albuminoïdes, qui s'écoulent sous forme d'urée, d'acide urique et de matières extractives. L'urée est la substance azotée la plus oxydée; l'acide urique vient après. A l'état normal, leur quantité dans l'urine est proportionnelle à la dose d'aliments azotés ingérés. L'urine en est d'autant plus chargée que la quantité d'eau avalée a été moindre. Les proportions de celle-ci étant très-variables, on doit s'attacher à connaître la composition du liquide rendu en vingt-quatre heures, plutôt que la quantité pour mille des éléments urinaires.

Aqueuse et pâle au début, dans la période spasmodique de la fièvre, l'urine devient bientôt plus colorée et plus dense. On constate alors au pèse-urine 1,025 et plus. Pendant le cours de la fièvre, l'élimination de l'urée s'accroît, malgré une abstinence relative. Elle s'élève en vingt-quatre heures, de 30, chiffre considéré comme normal, à 40, à 50 et au-delà. La proportion d'acide urique peut être doublée : au lieu de 75 centigr., elle peut s'élever à 1gr,50. Quant au chlorure de sodium, qui provient surtout de l'alimentation, il diminue par le fait de la diète[2].

[1] La sueur normale est acide. Elle contient en moyenne 10 pour 1000 de parties solides. Les substances azotées qu'elle renferme sont fournies presque exclusivement par l'urée. D'après Favre, sa quantité serait de 0,0111 pour 1000; d'après Funke, de 1,55. On voit que la différence est grande. L'acide sudorique, admis par Favre, est contesté par d'autres chimistes. — Dans certains états fébriles, la sueur est neutre ou alcaline; elle contient une proportion plus grande d'urée et d'autres substances.

[2] La densité moyenne normale de l'urine est de 1,018 (Pelouze et Frémy). Sa réaction est acide. — D'après Becquerel, la moyenne générale de l'urée éliminée en 24 heures est de 16,555; celle de l'acide urique est de 0,526; ce qui donne pour 1,000 : urée, 12,102; acide urique, 0,398. Beale et Le-

Telle est l'altération la plus constante de l'urine fébrile. Une foule d'analyses la démontrent, malgré quelques divergences tenant surtout à l'abstinence et à la dyspepsie fébrile, qui sont de nature à en enrayer la production. Desnos a reproduit plusieurs tableaux empruntés à Wachsmuth, Huppert, Bartels, etc., dans lesquels, malgré la diète, le chiffre de l'urée atteint 45,50 et 60[1].

La sueur et la survenance d'exsudats divers peuvent entraîner une partie de l'urée et diminuer d'autant son élimination par l'urine. Pour expliquer cette diminution dans quelques cas exceptionnels, Hirtz admet que l'urée est alors retenue dans le sang, ou bien que la chaleur se produirait surtout aux dépens d'autres éléments, tels que la graisse. Il établit un rapport inverse dans les quantités relatives d'urée et de matières extractives (leucine, créatine, tyrosine, etc.) contenues dans l'urine. Ces produits, d'une oxydation inférieure à celle de l'urée, diminueraient pendant les hautes températures, étant probablement convertis en urée, dernier terme d'oxydation des matières albumineuses[2].

D'après Charcot, ancien interne de l'hôpital de Strasbourg, dans la période d'état des fièvres typhoïdes, des

caux donnent des chiffres plus élevés. D'après Vogel, l'élimination d'urée par les urines est de 35 gram. en 24 heures; 23,3 pour 1,000 gram. Le chiffre de 30 à 33 gram. est le plus généralement accepté pour l'urée, et pour l'acide urique celui de 60 centigr. à 1 gram. Elle contient en outre des matières dites extractives, des principes non azotés et des substances inorganiques.

D'après Uhle, la quantité d'urée excrétée par l'urine diminue de l'enfance à la vieillesse. Il donne les chiffres suivants pour l'élimination quotidienne comparée à un kilogr. du poids du corps :

Enfant de 3 à 6 ans.........	1 gram.
— de 8 à 11 ans.........	0,8.
— de 13 à 16 ans.........	0,4 à 0,6.
Adulte.....................	0,5.

(Voir Beaunis; *Nouv. élém. de physiolog. hum.* Paris, 1876, pag. 120.

[1] Desnos; ouv. cité, pag. 30 et suiv.

[2] Hirtz; art. *Chaleur*, cité. (*Nouv. dictionn. de méd. et de chirur. prat.*, tom. VI, pag. 801 et suiv.)

pneumonies et des rhumatismes fébriles, l'excrétion de l'urée, loin d'être plus considérable, serait moindre. Ce qui augmente, c'est l'élimination des matières extractives. Leur quantité s'élève, en vingt-quatre heures, de 8 à 12, chiffre normal, jusqu'au double et au triple. Elles diminuent, au contraire, pendant la convalescence, et l'urée augmente. Ce médecin se base sur des analyses faites par Hepp, dont la compétence ne peut être récusée [1].

Claude Bernard accepte le chiffre de 17 à 18 grammes comme moyenne de la quantité d'urée excrétée en vingt-quatre heures par un sujet normal, observant une diète rigoureuse. Il prend de plus en considération la taille et le poids de l'individu, et ramène à l'unité de poids la quantité d'urée excrétée. Il établit ainsi que le *kilogramme d'individu sain à la diète* produit par vingt-quatre heures, aux dépens de ses tissus, de 0gr,53 à 0gr,59 d'urée, tandis que le fiévreux élimine dans les vingt-quatre heures et par kilogr., 1gr,50 à 1gr,89 d'urée, c'est-à-dire environ une fois et demie de plus que le sujet normal [2].

La couleur plus foncée de l'urine fébrile tient à l'augmentation de la matière colorante (uroïdine). On y trouve assez souvent des débris de globules sanguins, des cellules épithéliales et du mucus en excès. La quantité des urates est parfois plus abondante. Les autres altérations de ce liquide se rapportent plus spécialement à telle ou telle maladie. Sa quantité diminue quand les autres excrétions (sueurs, évacuations alvines) augmentent, et *vice versâ*. Suivant que la crise est plus ou moins rapide, l'altération de l'urine disparaît plus ou moins vite.

La sécrétion du foie est également troublée, surtout dans certains états fébriles. La galacto-poïèse ne l'est pas moins : elle diminue ; l'enfant supporte mal le lait de sa

[1] Eug. Charcot : *Température, pouls, urines, dans la conval. de quelques pyrexies.* Paris, 1872.

[2] Cl. Bernard ; ouv. cité, pag. 422 et 423. Voir aussi H. Hirtz ; *Essai sur la fièvre en général.* (Thèse de Strasbourg, 1870.)

nourrice et ne tarde pas en être incommodé. Les sécrétions des plaies et des vésicatoires tendent à tarir.

Diminution du poids du corps. — Des pesées, faites plusieurs fois par jour, ont démontré une diminution graduelle parfois très-grande dans le poids du corps, puisqu'elle peut dépasser, ce qui n'est pas rare, 1 kil. par jour.

O. Weber, après avoir produit la fièvre chez des chiens par des injections de substances putrides ou toxiques, et les avoir laissés à la diète, a constaté une perte de poids plus grande que celle qu'entraîne l'inanition absolue. Les résultats obtenus chez l'homme par Liebermeister et Leyden sont différents : les pertes insensibles sont augmentées, il est vrai, pendant la fièvre, mais la perte moyenne journalière est de 7 pour 1,000, ou la moitié environ de celle que produit l'inanition[1]. D'après Schneider, dans la fièvre traumatique et la pyémie, la perte varierait entre 5,7 et 40 pour 1,000[2].

Les causes de ces variations sont assez difficiles à apprécier. Dans un cas de fièvre typhique minutieusement analysé par Botkin[3], la perte de poids a été de $1^{k},250$ en vingt-quatre heures, le quatorzième jour, ($20^{gr},2$ pour 1,000 gr.). Il n'y a eu ni diarrhée, ni hémorrhagie, ni autre évacuation accidentelle. Une baisse aussi subite et qui peut se prolonger pendant quelques jours, est principalement due, soit à l'abondance de la sécrétion cutanée et de l'exhalation pulmonaire, soit à une plus grande élimination d'urée et d'acide urique. Il peut se produire aussi, dans le cours du cycle fébrile, de légères oscillations de quelques centigrammes en plus et en moins. L'augmentation pondérique transitoire ne peut guère s'expliquer que par une rétention plus grande dans le corps de la boisson ingérée,

[1] Leyden ; *Recherches sur la fièvre.* (*Gaz. hebdom.*, 1869, pag. 411.)

[2] Schneider ; *Recherch. sur le poids du corps dans la fièvre traum.* (*Gaz. hebdom.*, 1869, pag. 398.)

[3] Botkin ; ouv. cité, pag. 13 et 31.

coïncidant avec une diminution des sécrétions. Claude Bernard admet avec O. Weber que cette perte est de 30 à 44 gram. par jour et par kilogramme, chez le fébricitant, tandis que chez l'individu sain, à une diète absolue, elle est de 23 à 30 gram. par jour et par kilogramme[1].

En somme, la fièvre est un processus éminemment dénutritif. La diète, qu'elle implique, contribue, il est vrai, à l'amaigrissement, mais n'en est pas la principale cause. La fièvre nourrit, dit-on vulgairement. Oui, mais au détriment de la substance du fébricitant : sa graisse se résorbe; ses muscles s'atrophient ; il sécrète de l'urée et de l'acide urique en excès, moyennant les matières albumineuses de ses tissus; il élimine une quantité plus grande d'acide carbonique, par le fait de la combustion exagérée des hydro-carbures. Le poids du corps augmente ensuite, concurremment avec l'alimentation, après la chute de la fièvre.

Troubles fonctionnels du système nerveux et musculaire et des facultés psychiques. — La sensation de froid et le frisson ont leur point de départ dans l'excitation anormale des nerfs sensitifs de la peau. Au trouble de la sensibilité se joint celui de la motilité ; il en résulte l'horripilation, le tremblement, les secousses des membres, les claquements des dents et autres phénomènes convulsifs des muscles de la vie végétative et de la vie animale. La courbature, la sensation de brisement, la faiblesse, le besoin de repos, ne tardent pas à se manifester.

Les perturbations de la sensibilité se traduisent encore par une céphalalgie qui peut tenir aussi à l'hyperémie encéphalique, par l'irritabilité, les troubles de l'ouïe, l'impressionnabilité de l'œil à la lumière, le malaise général, etc. L'odorat est parfois plus sensible. Le sens du goût est modifié, modification pouvant dépendre, non-seulement de

[1] Cl. Bernard : ouv. cité, pag. 423.

l'enduit muqueux-bilieux de la langue et de la sécheresse de la muqueuse bucco-palatine, mais aussi de la perturbation fonctionnelle des nerfs sensitifs, qui parfois détermine les sensations d'amertume, d'acidité, d'empâtement, en l'absence de tout enduit.

Les fonctions des nerfs vaso-moteurs (constricteurs et dilatateurs) sont troublées. L'excitation des vaso-constricteurs produit la réfrigération superficielle par l'obstacle apporté à la circulation capillaire ; leur atonie ou parésie entraîne l'effet opposé. Cette perturbation influençant considérablement la circulation capillaire et la tension artérielle, on comprend son importance dans la constitution du processus fébrile.

Les muscles innervés par le système cérébro-spinal peuvent être le siége de soubresauts, de spasmes, de convulsions, etc.

Les facultés psychiques sont plus ou moins atteintes. Le moindre travail d'esprit devient impossible. L'intelligence offre un mélange d'excitation et de faiblesse. Il y a insomnie ou sommeil fatigant, agité par des rêves. Chez les sujets impressionnables, particulièrement dans l'enfance, le plus léger mouvement pyrétique s'accompagne tantôt d'abattement, tantôt de délire qui peut aller jusqu'à l'hallucination.

Altération du sang. — Le sang est un organe vivant qui reçoit aussi bien que les autres tissus les impressions morbifiques. De tout temps, on a admis ou plutôt supposé son altération dans la fièvre ; on l'a même considérée comme le fait capital.

Andral et Gavarret, ainsi que Becquerel et Rodier, ont démontré la proposition suivante : La fibrine n'augmente pas ou diminue dans les fièvres sans inflammation, tandis qu'elle augmente dans les inflammations avec fièvre. Dans celles-ci, elle s'élève de 3 sur 1000, chiffre normal, à 9 et au-dessus[1]. Cette augmentation, ne se produisant pas dans

[1] Andral ; *Essai d'hématologie pathologique*. Paris, 1843, pag. 61 à 72. — Becquerel et Rodier ; *Traité de chimie pathol.* Paris, 1854, pag. 123 et suiv.

les fièvres sans inflammation, ne peut donc pas être réputée la lésion nécessaire et univoque de la fièvre en général.

Les globules rouges tendent à se détruire; ils sont éliminés en partie par les reins et se retrouvent parfois dans les urines, sous forme d'hématine.

Dans certaines maladies fébriles graves, on rencontre aussi dans le sang des pigments, de l'urée en excès, des traces de leucine, de créatine, etc. Ces altérations sont des effets, non la cause première de la fièvre.

L'analyse chimique et le microscope n'ont pas encore révélé dans le sang l'agent pyrétogène; on n'y trouve ni miasmes, ni principes virulents; leur réalité, dans certaines pyrexies, est néanmoins *rationnellement* démontrée. Dans quelques fièvres, le sang renferme des protozoaires (bactéries, vibrions, etc.) et des microphytes, sur le rôle desquels les théories diffèrent.

Quelques auteurs, s'appuyant sur ce fait que le sang d'un animal fébricitant, la sérosité purulente et autres produits extraits d'organes enflammés, injectés dans le sang d'animaux sains, déterminent la fièvre, ont admis dans le sang et les tissus des sujets fébricitants l'existence d'une substance pyrétogène accroissant les combustions interstitielles, substance irritante tendant en outre à produire des processus phlegmasiques dans diverses parties du corps. La présence de ce principe dans le sang, quelque probable qu'elle puisse paraître, n'est cependant pas directement démontrée.

Congestions et inflammations. — L'activité anormale de la circulation entraîne des mouvements fluxionnaires vers les principaux organes : encéphale, poumons, foie, rate, reins, etc. Ces hyperémies sont le point de départ de symptômes divers. Des hémorrhagies peuvent en être la conséquence; l'altération du sang contribue aussi à leur production. L'hyperémie aboutit souvent à l'inflammation.

D'autres lésions histologiques peuvent survenir. Comme

elles sont principalement imputées aux températures hyperpyrétiques, étudions-les avec celles-ci.

Des températures hyperpyrétiques considérées comme le principal danger de la fièvre. — Lésions histologiques et fonctionnelles qu'elles déterminent. — La chaleur fébrile, par cela seul qu'elle monte à un certain niveau et s'y maintient, entraîne des lésions histologiques et fonctionnelles. L'expérimentation sur les animaux et l'observation clinique le démontrent également.

Dans les pyrexies et les phlegmasies fébriles, l'augmentation de chaleur a, en général, des périodes d'augment, d'état et de déclin. Ailleurs, au contraire, l'hyperthermie est un phénomène accidentel survenant dans des maladies habituellement peu fébriles ou même apyrétiques: névroses, lésions encéphaliques, spinales, etc., et dans la période ultime de divers états pathologiques mortels.

A partir de 40°, la fièvre est dite forte, et la température fébrile élevée. Les températures hyperpyrétiques sont de 42° et au-dessus. Se maintiennent-elles pendant quelques jours, l'issue est fatale. Il n'y a que de rares exceptions à cette règle.

D'après Charcot, chez le vieillard, à 41°, la situation est déjà des plus critiques, quelle que soit la maladie; à 41°,75 et à 42°, la mort est certaine[1]. Appréciation conforme à celle de Wunderlich, relative surtout à la pathologie de l'adulte[2]. Dans deux cas de typhus récent suivis de guérison, le professeur de Leipzig a noté néanmoins 42°,2. D'après lui, des températures excessives et prolongées sont mieux supportées dans cette pyrexie que dans toute autre[3]. Dans quelques autres affections fébriles, cette élévation thermique a pu être atteinte, parfois même dépassée,

[1] Charcot; *De l'importance de la thermométrie dans la clinique des vieillards.* (*Gaz. hebdom.*, 1869, pag. 526.)

[2] Wunderlich; ouv. cité, pag. 10.

[3] Wunderlich; ouv. cité, pag. 312 et 116.

dans quelques cas très-rares, sans que la mort en ait été le résultat.

Hirtz a trouvé, tout à fait exceptionnellement, 44° dans un cas de fièvre tierce bénigne[1].

La plus haute température que j'ai constatée, une fois seulement, est de 43°,2, quatre heures avant la mort, dans un cas de suette milliaire.

L'insolation est un des états morbides à élévations thermiques exceptionnelles. Wunderlich[2] rapporte, d'après Lovick, un cas de guérison dans lequel la chaleur avait atteint 42°,8. Dans d'autres suivis de mort, on a noté 43°, 43°,77 et même jusqu'à 45°. Hestrès[3] a réuni des faits analogues; il cite six cas avec ascensions thermométriques comprises entre 41°,66 et 45°.

En Angleterre, Sydney-Ringer a rencontré 43°, deux heures avant la mort, dans un rhumatisme cérébral, et Wilson Fox, 43°,8 dans un cas identique avec symptômes alarmants, qui guérit sous l'influence des bains froids[4].

D'après Blachez, une température de 41° annonce dans le rhumatisme une terminaison mortelle, tandis qu'elle peut être dépassée dans les pyrexies avec retour à la santé[5].

En Amérique, R. Macnab[6] a observé, dans des cas mortels de rhumatisme, 42°,7 et même 44°,1.

Dans des maladies restées jusque-là apyrétiques : choléra, tétanos, etc., une fièvre terminale s'allume et le malade succombe souvent avec une chaleur insolite. C'est dans le tétanos, un peu avant la mort, que Wunderlich[7] a

[1] Hirtz; art. *Chaleur*, cité, pag. 787.

[2] Wunderlich; ouv. cité, pag. 131 et 135.

[3] Hestrès; *Études sur le coup de chaleur, maladie des pays chauds.* (Thèse de Paris, 1872, pag. 40.)

[4] Voir Du Castel; *Des températ. élev. dans les maladies.* (Thèse de concours pour l'agrégation.) Paris, 1875, pag. 16 et suiv.

[5] Blachez; *Trait. du rhumat. cérébr. par les bains froids.* (*Gaz. hebdom.*, 1875, pag. 101 et 115.)

[6] *In* Claude Bernard; ouv. cité, pag. 433.

[7] Wunderlich; ouv. cité, pag. 133.

constaté 44°,75, température la plus élevée qu'il ait jamais rencontrée.

Des températures très-hautes ont été signalées dans d'autres névroses et dans quelques lésions traumatiques graves du cerveau et de la moelle.

Dans l'épilepsie à accès répétés, presque continus (état de mal épileptique), suivis d'excitation cérébrale à forme méningitique, Bourneville[1] a constaté de 41° à 42°. J'ai noté 40°,5 dans un cas de ce genre. Après l'explosion d'attaques épileptiformes ou apoplectiformes survenant dans le cours d'affections cérébrales graves, la chaleur s'élève parfois à 42° et même 42°,5.

Dans un cas d'écrasement de la moelle à la partie inférieure de la région cervicale, suivi de mort, Brodie constata 43°,9 quelques heures après l'accident[2]. Billroth, dans une observation du même genre, a noté 42°,2 quatre heures avant la mort[3]. D'autres faits analogues ont été publiés. A quoi tient une ascension thermométrique aussi brusque et aussi énorme? Tout autre traumatisme ne la produit pas. Il est probable qu'il y a ici une cause spéciale : une activité calorifique anormale se développe, la moelle n'étant plus influencée par le pouvoir modérateur du cerveau.

Le Dr Teale a communiqué à la Société clinique de Londres une observation de blessure de la région dorsale, suivie de guérison[4], chez une dame, malgré une élévation thermométrique tout à fait insolite, qui aurait atteint jusqu'à 51°. Ce fait est tellement en désaccord avec les données de la thermoscopie clinique, que je ne puis m'empêcher de l'attribuer à une erreur de mensuration.

On doit tenir compte à la fois de l'élévation thermique et de sa durée. Quand ces deux conditions se trouvent

[1] Bourneville ; *Études cliniques et thermométriques sur les maladies du système nerveux*. Paris, 1873, pag. 243.

[2] *Medico-chirurgical Transactions*, 1837.

[3] *Langenbeck's Arch.*, 1862.

[4] *Gaz. hebdom.*, 1875, pag. 189.

réunies, le danger est d'autant plus grand, surtout en l'absence des rémissions ou intermissions. Chez l'enfant, la même augmentation de calorique implique un péril moindre que chez l'adulte.

Dans maintes pyrexies, et même dans beaucoup d'inflammations aiguës, l'étendue et la profondeur des lésions locales ne sont pas de nature à expliquer la mort. On s'est demandé si l'intensité de la chaleur n'en serait pas la vraie cause.

Déjà Boerhaave avait craint que la chaleur fébrile pût excéder ou atteindre le degré de coagulation des humeurs. Grimaud s'est attaché à le réfuter en établissant, d'après de Haën, que la chaleur pyrétique la plus forte monte tout au plus à 107°, 108° et 112° Farenheit (41°,66, 42°,22, 44°,44 centigrades). Il invoque deux expériences de Martine tendant à prouver que les humeurs animales, particulièrement la sérosité du sang, peuvent supporter une température supérieure sans se coaguler[1]. La chaleur fébrile maxima ne dépasse pas en effet 43° à 44°, comme l'avait signalé le clinicien de Vienne; il est même fort rare qu'elle monte aussi haut. Les conclusions de Martine et de Grimaud étaient néanmoins prématurées. D'après Weikart, vers 43°, le sang se coagulerait dans le cœur chez les animaux, et la mort s'ensuivrait[2]. D'autres expérimentateurs, parmi lesquels Richardson, ont obtenu des résultats différents[3]. Le degré fixé par Weikart n'est pas assez élevé.

Claude Bernard s'est livré à ce sujet à de nombreuses recherches dont voici le résumé. Les animaux ne peuvent pas vivre indéfiniment dans une température plus élevée que celle de leur corps. Ainsi les pigeons, dont la température est de 45° environ, expirent entre 48° et 50°. Les

[1] Grimaud; ouv. cité, tom. I, pag. 151 et 152.

[2] Weikart; *Versuche über das Maximum der Wärme in Krankheiten.* (*Arch. der Heilkunde*, 1863.)

[3] Voir Vallin; *Du mécanisme de la mort par la chaleur extérieure.* (*Arch. gén. de méd.*, 1872, tom. I, pag. 75-93.)

mammifères, dont la température normale est de 38° à 40°, mouront vers 44° ou 45°. Quel que soit le mode d'administration de la chaleur, l'animal meurt lorsqu'il arrive à une limite fixe de 4° à 5° environ plus élevée que sa température normale.

La chaleur produit des symptômes constants et caractéristiques : échauffement du corps de l'animal, agitation, accélération de plus en plus grande de la circulation et de la respiration, anhélation, mouvements convulsifs, mort. Si la température est brusquement élevée, la mort est tellement rapide que l'animal semble foudroyé. L'autopsie, pratiquée immédiatement après, permet de constater la rigidité des fibres musculaires du cœur et du diaphragme, une coloration noire du sang dans les artères et les veines, quelquefois des taches ecchymotiques. La rigidité cadavérique survient avec une très-grande rapidité, comme après l'emploi des *poisons musculaires* ou *du cœur*.

La chaleur agit d'abord à titre d'excitant sur le système musculaire de la vie organique ; si elle est trop élevée, les battements du cœur, après être devenus plus fréquents, cessent subitement, ce qui tient très-probablement à la coagulation de la myéline ou myosine contenue dans l'élément musculaire, comme l'a constaté Ranvier [1].

L'hyperthermie produit d'autres altérations. Elle amène une consommation trop rapide de l'oxygène par les globules du sang.

On trouve dans les insolations suivies de mort et dans les pyrexies la lésion connue sous le nom de dégénérescence (coagulation vitreuse) de Zenker.

[1] Cl. Bernard ; 17e, 18e et 19e leçons. — La myosine se coagule entre 41° et 45° et s'altère déjà à 42° (Kühne, Schultze et Hermann). Sous l'influence de la chaleur, jusqu'à environ 40°, les cellules lymphatiques acquièrent une activité plus grande. Si cette limite est dépassée, et si la température atteint 42° ou 43°, elles sont tuées et reviennent à la forme ronde. Les globules rouges résistent considérablement, puisque, d'après Ranvier, ils ne commenceraient à s'altérer qu'à 51° et même 56° ou 57°. Ils perdent alors la forme discoïde et deviennent sphériques. (Ranvier ; *Traité technique d'histologie*. Paris, 1875, pag. 165 et 190.)

Les dégénérescences graisseuses générales, observées non-seulement dans les muscles, mais dans le foie, les reins, l'encéphale, après les fièvres de longue durée, sont-elles dues exclusivement à l'action d'une température élevée et soutenue? Non, car elles se produisent souvent en dehors de cette cause.

Les résultats thermiques fournis par l'expérimentation sur les animaux sont comparables avec ceux de l'insolation et même de la chaleur fébrile. Si une élévation de 5° cause la mort chez les animaux, il est bien probable qu'une augmentation, chez l'homme, de 3° et 4°, sous l'influence de la fièvre, n'est pas inoffensive. Liebermeister s'est fait le principal champion de cette idée. Il fait dériver de l'élévation thermique, non-seulement tous les autres symptômes constitutifs de la fièvre (troubles circulatoires, nerveux, sécrétoires, etc.), mais encore la rigidité du cœur, son affaiblissement, la dégénérescence graisseuse des muscles, les congestions viscérales, les phénomènes ataxo-adynamiques ou malins : délire, coma, convulsions[1], etc.

De graves perturbations du système nerveux accompagnent en effet, le plus souvent, l'élévation considérable de la température fébrile et cessent avec elle; mais ne peuvent-elles pas aussi avoir lieu en son absence? Quant à la dégénérescence graisseuse du foie, des muscles et autres troubles nutritifs, on les observe dans certaines formes de fièvres typhoïdes à caractère pyrétique peu prononcé ; ce qui prouve qu'on doit aussi prendre en considération l'élément infectieux. L'opinion de Liebermeister est donc trop absolue.

Charcot fait aussi jouer un grand rôle pathogénique à la température ultra-fébrile. Il cite la pneumonie avec fièvre intense, dans laquelle la mort se produit parfois avec une hépatisation lobaire relativement limitée. C'est principalement l'excès de chaleur qui, selon lui, explique l'issue fatale. Il admet bien l'influence nocive des produits de

[1] Liebermeister, *Ueber die Wirkungen der febrilen Temperatur.* (*Deutsche Archiv*, 1866.)

combustion fébrile, déchets organiques, urée et matières extractives, accumulés dans le sang et circulant avec lui, ainsi que la possibilité d'une *anoxémie* (accumulation d'acide carbonique dans le sang), par l'effet du trouble de l'hématose; mais ces conditions ne se rencontrent pas nécessairement dans les états fébriles même les plus intenses; aussi invoque-t-il surtout l'hyperthermie comme cause immédiate de la mort [1].

Peter reconnaît également qu'une ascension thermométrique aboutissant à 42° ou 42°,5 est un indice de mort probable et même prochaine, car elle annonce la venue de l'agonie [2]. C'est un point sur lequel on est généralement d'accord.

Quelle est l'influence de l'hyperthermie sur la viciation du sang par accumulation d'acide carbonique, par rétention des matériaux de déchet, par intoxication cholémique, urémique, par dilatation des gaz, formation de caillots, état crénelé ou fragmenté des hématies, déshydratation des tissus, etc.? De nouvelles recherches sont nécessaires pour la solution de ces questions.

Ce qui est démontré, tant par l'observation clinique que par l'expérimentation sur les animaux, c'est le danger des températures hyperpyrétiques de 42° et même de 41°, quand elles se prolongent. Elles causent surtout la mort en amenant la rigidité et l'arrêt du cœur; elles sont la source d'autres lésions histologiques et fonctionnelles qui ne sont pas néanmoins constantes et peuvent survenir par le fait d'autres causes.

Dans l'appréciation de l'action nocive de la fièvre, il faut avoir égard, non-seulement à l'hyperthermie, mais encore à la suractivité circulatoire. Le cœur est *surmené;* le nombre de ses battements est presque doublé; les tissus reçoivent en quantité un sang vicié, condition favorable à

[1] Charcot; *Gaz. hebdom.*, 1869, pag. 327 et suiv.

[2] Peter; *Des températures élevées, excessives dans les maladies.* (*Gaz. hebdom.*, 1872, pag. 54.)

la production de lésions nutritives régressives et de troubles fonctionnels à prédominance ataxo-adynamique. Ajoutons à ces deux influences celle de l'agent pyrétogène, qui est souvent prépondérante.

CHAPITRE IV.

ÉTIOLOGIE.

Le mouvement fébrile fait habituellement partie intégrante de deux grandes classes de maladies : les pyrexies et les inflammations.

Dans les pyrexies, les influences morbigènes sont très-variables : causes d'excitation générale (exercice forcé, application du calorique, etc.); influences saisonnières; agents infectieux (effluves marécageux, matières putrides); agents virulents, contagieux; miasmes, ferments.

Les inflammations d'une certaine étendue et d'une certaine intensité s'accompagnent presque toujours de fièvre à l'état aigu et souvent à l'état chronique.

La pénétration dans le sang du pus altéré et des matières septiques peut déterminer la fièvre avec ou sans inflammation préalable. Ces substances sont à la fois *pyrogènes* et *phlogogènes*, c'est-à-dire de nature à provoquer la fièvre et l'inflammation, mais pouvant produire la première indépendamment de la seconde.

Chez les animaux, l'injection du sang d'un fébricitant engendre beaucoup plus facilement la fièvre que l'injection du sang d'un sujet apyrétique.

Des mouvements fluxionnaires et des exanthèmes divers peuvent s'accompagner d'un état fébrile. Le rhumatisme, l'urticaire, l'érysipèle, les oreillons, le zona, etc., sont tantôt fébriles, tantôt apyrétiques; la fièvre dure plus ou moins pendant leur évolution; elle peut même ne s'y montrer qu'à titre de phénomène contingent et passager, surtout quand les localisations sont légères.

Une fluxion active de l'ordre physiologique entraîne parfois la fièvre : menstruation; lactopoïèse, etc.

Les névralgies et la plupart des autres névroses en sont habituellement, mais non toujours, exemptes. Elle survient souvent dans la période ultime et fatale de certaines maladies convulsives (tétanos, rage, etc.). Elle est très-commune et souvent très-intense dans l'*état de mal épileptique*, dans l'*état de mal éclamptique*, etc.

Diverses impressions locales dues à l'action du froid, du cathétérisme, de la dentition, etc., sont aptes à la provoquer.

L'inflammation est tantôt primitive (phlegmasie fébrile), tantôt consécutive (fébri-phlegmasie).

Dans les pyrexies graves, l'élément causal le plus important est constitué par les agents infectieux et contagieux, spécifiques (intoxications miasmatiques et virulentes). Quelle part doit-on faire à l'infection, à la contagion, à la spontanéité, à l'influence épidémique? Questions délicates qui seront abordées dans la description des pyrexies.

Quelles que soient les causes éloignées de la fièvre, certains organismes la réalisent plus facilement que d'autres. L'enfance, la jeunesse, les tempéraments nervoso-sanguins, offrent une plus grande réceptivité.

Certaines affections fébriles tendent à se reproduire; d'autres, au contraire, n'attaquent en général qu'une seule fois le même individu, et lui confèrent une sorte d'immunité contre des atteintes ultérieures. Fait d'observation clinique irrécusable, bien que son explication nous échappe.

CHAPITRE V.

PATHOGÉNIE.

Les théories anciennes sont entachées d'erreurs et d'hypothèses surannées. Rappelons seulement celle de Cullen, qui contient le germe de quelques-unes des conceptions contemporaines.

Cullen rejette les altérations humorales et les ferments comme cause essentielle de la fièvre ; il place le point de départ de celle-ci dans le système nerveux. Il prend comme type des phénomènes fébriles, un accès ordinaire de fièvre intermittente. Le stade de froid engendre celui de chaleur, qui produit à son tour le stade de sueur. La cause prochaine du frisson est donc celle de la fièvre.

Quel est le caractère dominant du stade de frisson ? C'est le spasme des éléments contractiles des vaisseaux périphériques et de la peau. Cette période est précédée et accompagnée d'un état d'atonie ou faiblesse générale se rattachant surtout à un défaut d'énergie du cerveau. L'action du cœur et des artères est consécutivement augmentée, sous l'influence de cette constriction spasmodique. L'atonie et le spasme deviennent un stimulant indirect pour le système sanguin ; dès-lors, l'action du cœur et des artères s'accroît, l'énergie du cerveau se rétablit, les petits vaisseaux se raniment, la chaleur prédomine, et, le spasme étant dissipé, la sueur et tous les autres signes de relâchement des conduits excréteurs se manifestent[1].

Cette pyrétogénie du médecin d'Édimbourg, conçue à une époque où les propriétés du système nerveux étaient à peine soupçonnées, ne pouvait qu'être imparfaite. Elle pèche par la base, car le frisson initial peut manquer ou être à peine sensible. Le stade de chaleur n'est donc pas nécessairement

[1] Cullen ; *Élém. de méd. prat.*, trad. Bosquillon, tom. I, pag. 15 à 31.

sous la dépendance du stade de frisson. Souvent même la chaleur précède le frisson. L'identification du spasme et de l'atonie est tout à fait arbitraire. Comment la faiblesse du système nerveux devient-elle, pour le système sanguin, la source d'une stimulation indirecte? Cullen, ne pouvant l'expliquer par son système de prédilection, s'efforce de le raccorder avec le dogme hippocratique de la nature médicatrice.

Le mérite de cette théorie consiste dans le rôle qu'elle assigne à l'état spasmodique des capillaires sanguins de la périphérie, dans le premier stade de la fièvre, et à la diminution de l'énergie du cerveau dans tout son cours[1].

Les théories contemporaines roulent principalement sur l'explication de l'élévation thermique, généralement considérée comme le symptôme primordial du processus fébrile, celui dont tous les autres dérivent. Elles diffèrent sur des points fondamentaux : les unes attribuent cette élévation à une déperdition moindre de calorique (Traube, Marey); les autres, à un surcroît de production provenant principalement de l'exagération des combustions interstitielles (Virchow, Leyden, Liebermeister, Hirtz, Jaccoud, etc.). Elles sont enfin en désaccord sur le degré de prépondérance et le mode d'intervention du système nerveux. On peut les partager en deux groupes : théories nerveuses et théories humorales.

Les premières sont de deux ordres : 1° théories des centres nerveux calorifiques; 2° théories des nerfs vaso-moteurs.

[1] Les éléments musculaires de la tunique moyenne des artères, découverts par Henle en 1840, sont surtout prédominants dans les artérioles. La tunique moyenne des grosses artères est formée presque exclusivement de tissu élastique; les éléments musculaires deviennent d'autant plus abondants que le calibre de ces vaisseaux diminue. Cette tunique est musculo-élastique dans les artères de moyen calibre, et entièrement musculaire dans les artérioles. Les petites veines sont moins riches en éléments contractiles, mais elles en contiennent. Rouget a démontré que les capillaires proprement dits possèdent une tunique contractile. (Ch. Rouget : *Sur le développement de la tunique contractile des vaisseaux : Compt. rend. de l'Acad. des Sciences*, 31 août 1874.)

Les théories humorales confèrent le premier rôle à l'altération du sang; la perturbation nerveuse est secondaire.

Examinons les principales.

De même que Cullen, Traube a surtout en vue le stade de frisson de la fièvre intermittente. Les petits vaisseaux périphériques se contractent par le fait de l'excitation de leurs nerfs vaso-moteurs et reçoivent moins de sang; il en résulte non-seulement une réfrigération cutanée, mais aussi un rayonnement moindre au dehors, avec diminution de l'évaporation insensible, double cause qui atténue considérablement la perte de calorique. La chaleur continuant à se produire dans le corps y est retenue et accumulée, d'où l'élévation de la température interne. Bientôt la paralysie des vaisseaux capillaires succède à leur contraction, par le fait de l'épuisement de l'excitation des vaso-moteurs; dès-lors apparaissent la congestion et la chaleur périphériques, suivies du stade de sueur, avec abaissement de température.

Traube admet l'existence d'un centre du système vaso-moteur situé probablement dans la moelle allongée. Le trouble primitif de ce centre spécial serait le point de départ des phénomènes fébriles. Enfin, pour étayer sa pyrétogénie, il invoque quelques observations d'états fébriles sans augmentation d'urée dans les urines et d'acide carbonique dans l'air expiré, tendant conséquemment à prouver l'existence possible de la fièvre en dehors de toute exagération des combustions interstitielles[1].

Cette pyrétogénie est composée d'éléments habilement coordonnés, mais elle est trop exclusive. Elle a été l'objet de nombreuses critiques.

Rappelons d'abord que le frisson initial n'est pas nécessaire à la constitution de la fièvre. Dans la période de chaleur, généralement la plus longue et la plus caractéristique de l'état fébrile, les vaisseaux superficiels sont dilatés, la circulation cutanée est activée, la perte de calorique n'est

[1] Traube; *Zur Fieberlehre.* (*Med. Centralzeitung*, 1863, nos 52, 51, 102.)

pas atténuée, puisqu'il n'est plus concentré dans les parties profondes ; néanmoins la chaleur générale reste élevée. Et d'ailleurs, comment la diminution de perte thermique, provenant d'une contraction des artérioles, souvent de très-courte durée, pourrait-elle augmenter la température de tout le corps ?

Traube explique de la façon suivante les cas de fièvre avec peu ou point de frisson au début. La cause pyrétogène n'étant pas assez puissante pour produire la contraction des vaisseaux, leur dilatation peut avoir lieu d'emblée. La distinction des nerfs vaso-moteurs en deux ordres : vaso-constricteurs et vaso-dilatateurs, éclaire ce point de pyrétogénie.

Marey admet aussi dans le stade de frisson la contraction des vaisseaux périphériques par excitation vaso-motrice et la concentration vers les parties centrales de la chaleur avec le sang qui lui sert de véhicule. Dans le deuxième stade, afflux vers la périphérie, dû à la paralysie des vaso-moteurs. Comment l'élévation de la température persiste-t-elle malgré cet afflux périphérique ? C'est que des conditions spéciales s'opposent au refroidissement du fébricitant : supplément de couvertures, boissons chaudes, air chaud de la chambre, sécheresse de la peau dans la plus grande partie du cours de la fièvre, d'où une diminution dans la sécrétion et l'évaporation de la sueur, dont l'abondance est la cause de la déperdition du calorique. Marey ne conteste pas, il est vrai, la possibilité d'une augmentation de chaleur, sous l'influence surtout de l'accélération de la circulation, due elle-même au relâchement des vaisseaux ; mais cette augmentation joue, à ses yeux, un rôle bien secondaire. Ce qui domine, c'est le changement dans la répartition du sang ayant pour conséquence un nivellement thermique dans les divers points de l'économie[1].

On aurait tort de considérer comme des conceptions modernes les théories relatives aux congestions centrales dans

[1] Marey ; ouv. cité, pag. 358 et suiv.

leurs rapports avec les spasmes de la périphérie. Il suffit, pour le prouver, de reproduire les lignes suivantes du *Traité des vents* : « Dans les frissonnements, les tremblements du corps se produisent par le fait du reflux du sang loin des extrémités, qui amène l'hyperémie dans les parties centrales et l'anémie à la surface[1] ».

Marey s'est exagéré l'action des circonstances extérieures, dont l'effet est d'empêcher la perte de calorique. Le fiévreux continue à avoir chaud, tout en écartant les couvertures et en respirant un air relativement froid, tout en perdant plus de chaleur par voie de rayonnement et d'évaporation pulmonaire que le sujet bien portant. Ajoutez à cela la diète, le repos, conditions de nature à faire baisser le niveau thermique. La température axillaire s'élève néanmoins à 40°, 41° et au-delà. Le simple nivellement de la chaleur normale et l'augmentation du frottement du sang dans les vaisseaux ne sont pas de nature à produire une élévation aussi considérable.

Il y a réellement hyperthermogénèse. On est même en droit de l'affirmer, d'après des expériences calorimétriques irrécusables.

Leyden et Liebermeister ont constaté que la perte de la chaleur est augmentée dans la fièvre (sauf pendant le frisson), et peut aller jusqu'à une et demie et deux fois la normale[2].

Une autre preuve est fournie par l'augmentation des déchets provenant des combustions organiques. L'excès d'élimination d'urée dénote l'exagération de la combustion des matières albuminoïdes ; l'excès d'élimination d'acide carbonique dénote l'exagération de la combustion des hydrocarbures.

[1] Hippocrate ; ouv. cité. *Traité des vents*, tom. VI, pag. 101.

[2] En plongeant le membre d'un fébricitant dans un manchon en cuivre rempli d'eau, Leyden s'est assuré que la perte de chaleur augmente dans la proportion ci-dessus, comparativement à celle du membre d'un sujet non fébricitant. Liebermeister a démontré qu'un fiévreux mis dans un bain lui abandonne, en un temps donné, beaucoup plus de chaleur qu'un individu apyrétique. (Voir l'exposé de leurs expériences dans Ed. Weber ; ouv. cité, pag. 10 et suiv.)

C'est même dans le stade de frisson, qui offre l'accroissement de température le plus prompt, que l'élimination d'acide carbonique est surtout abondante. La théorie de Traube est donc en défaut, même pour ce stade, qu'elle paraissait plus particulièrement apte à expliquer.

Il y a donc dans la fièvre une dénutrition exagérée. Les conditions de distribution sanguine varient, sont même opposées dans les stades de frisson et de chaleur; une seule est constante : l'augmentation anormale des échanges nutritifs avec ses conséquences thermo-chimiques, parmi lesquelles l'oxydation exagérée des éléments organiques tient le premier rang. Ce qu'il importe de ne pas perdre de vue, c'est que cet excès de combustions interstitielles a pour résultat, non une suractivité assimilatrice, mais une suractivité dénutritive.

Il y a des influences calorifiques autres que les combustions interstitielles : 1° défaut de compensation entre la production et la perte thermiques; 2° contractions musculaires; 3° fermentations spéciales non complétement démontrées mais probables; 4° peut-être aussi activité morbide de la moelle, accrue par la parésie des centres modérateurs du cerveau, surtout dans les températures hyperpyrétiques et pendant l'agonie. Enfin, ces conditions peuvent se trouver réunies[1].

[1] Les oxydations ou combustions interstitielles sont la source principale mais non unique de la chaleur animale. Les produits ultimes de l'oxydation des albuminoïdes sont l'eau, l'urée et l'acide carbonique ; les graisses et les hydrocarbures donnent de l'eau et de l'acide carbonique. Il y a de plus divers produits d'oxydation intermédiaires. Plusieurs se forment par dédoublement ou par réduction.

Parfois la chaleur persiste, augmente même *post mortem* de quelques dixièmes de degré pendant une heure, et même un peu au-delà. C'est ce qu'on observe dans le choléra, le tétanos, etc. Voici comment on explique ce phénomène : tous les tissus ne meurent pas en même temps ; divers processus calorifiques peuvent persister, tandis que la respiration et la transpiration cutanées, ayant cessé, ne diminuent pas la chaleur produite. Enfin des altérations de la substance musculaire et des décompositions cadavériques peuvent constituer momentanément de nouvelles sources de chaleur.

D'après Virchow, l'élévation de la température, phénomène le plus constant de la fièvre, est l'expression d'une combustion exagérée, dépendant elle-même d'une cause spéciale, d'une perturbation nerveuse. Il admet des départements modérateurs de la calorification, qui seraient primitivement atteints par la cause pyrétogène[1].

Wachsmuth part de ce principe, que l'organisme possède, dans l'état hygide, une température fixe. Il croit à l'existence d'un centre spécial de régulation thermique. La fièvre est un trouble de ce pouvoir régulateur. Elle résulte de deux facteurs : l'un renforce la production thermique, l'autre paralyse le système nerveux[2].

Doit-on admettre des départements modérateurs de la calorification ? Y a-t-il un centre spécial de régulation thermique ? Où siége et comment fonctionne cet appareil ? Voici ce que nous apprennent l'expérimentation physiologique et l'observation clinique.

Dans l'état hygide, la température est maintenue à un niveau constant, autour de 37°. La production de calorique augmente-t-elle, la perte augmente, et réciproquement. L'équilibre est évidemment dérangé dans la fièvre : la production et la perte thermiques y sont plus grandes qu'à l'état normal, et n'y sont plus contre-balancées aussi parfaitement, puisque le niveau de température s'élève de 1° à 5° environ.

D'après Tscheschichin, le centre modérateur de la thermogénèse résiderait dans la protubérance annulaire. La fièvre serait le résultat d'une suractivité morbide de la moelle déterminée par un affaiblissement paralytique de la protubérance annulaire, centre modérateur de la thermogénèse. Les expériences de Heidenhain et de Riegel contredisent celles de ce physiologiste ; aussi Vulpian rejette-t-il cette pyrétogénie comme n'étant basée que sur une hypothèse. L'existence d'un centre régulateur de la calori-

[1] Voir Wunderlich ; ouv. cité, pag. 182.
[2] *Ibid.*, ouv. cité, pag. 186.

fication dans la protubérance annulaire n'est pas d'ailleurs suffisamment établie[1]. Les faits déjà cités de Brodie et de Billroth, dans lesquels l'écrasement de la moelle chez l'homme, dans la région cervicale, a été suivi d'une élévation thermométrique atteignant 43° et au-delà, paraissent cependant favorables à l'admission de ce centre régulateur.

Chez les animaux à sang chaud, la section et l'écrasement de la moelle cervicale, pratiqués dans des conditions convenables, produisent le même résultat, d'après Naunyn et Quincke. On serait ainsi autorisé à admettre dans la protubérance ou dans le bulbe un centre ou frein régulateur thermique, dont l'action, s'exerçant par l'intermédiaire de la moelle épinière, ne pourrait plus s'accomplir dans les cas de section ou d'écrasement de celle-ci. Dans la fièvre, ce centre modérateur serait affaibli ou parésié; il n'opposerait plus un frein suffisant aux phénomènes thermochimiques. Tous les faits ne parlent pas dans le même sens; aussi n'est-ce là encore qu'une supposition acceptable seulement dans une certaine mesure[2].

En 1859, Schiff mit en évidence la proposition suivante: Le frisson ne peut pas expliquer la chaleur fébrile. Toute théorie qui fait du premier de ces phénomènes une condition indispensable pour la production du second, doit être rejetée. Il a admis, dans l'appareil nerveux vaso-moteur, des fibres constrictives et des fibres dilatatrices. Selon lui, la

[1] Vulpian; ouv. cité, tom. II, pag. 218 et suiv.

[2] Naunyn et Quincke n'ont obtenu cette élévation de température qu'en mettant l'animal à l'abri de la perte exagérée de chaleur qu'il éprouve par voie de rayonnement, perte d'autant plus considérable que l'animal est plus petit. (Voir Ed. Weber; ouv. cité, pag. 57 et suiv.) Dans la fièvre, la température s'élève, malgré la perte de calorique par voie de rayonnement, comme l'observe Cl. Bernard; l'explication de Naunyn et Quincke n'est donc pas entièrement satisfaisante. (Cl. Bernard; *Leçons sur la chaleur animale*, etc., pag. 443.)

D'après les expériences de Bruck et Günter, résumées par Ed. Weber, l'irritation *passagère* de la moelle amène un abaissement de température; l'irritation *prolongée* amène au contraire une élévation. Les lésions de la moelle épinière produisent des effets analogues. (Ed. Weber; ouv. cité, pag. 55.)

chaleur fébrile est un état actif dans lequel les nerfs vaso-dilatateurs sont en jeu, tandis que dans le frisson ce sont les vaso-constricteurs. Des influences directes plus intenses font ressortir l'action des nerfs constricteurs; des excitations moins énergiques mettent plus facilement en jeu, surtout par voie réflexe, les vaso-dilatateurs. Il peut y avoir simultanément action vaso-constrictive, prédominant surtout à la face et aux extrémités, et action vaso-dilatatrice en d'autres parties[1].

Ces faits avaient été entrevus plutôt qu'établis par Schiff; Cl. Bernard en a donné une éclatante démonstration.

Pour l'éminent physiologiste du Collége de France, la fièvre est l'exagération de l'action des nerfs vaso-dilatateurs ou calorifiques, nerfs appartenant plus spécialement au système cérébro-spinal et présidant aux phénomènes de destruction, de désorganisation matérielle ou de combustion, en opposition avec les nerfs vaso-constricteurs ou frigorifiques, appartenant plus spécialement au système du grand sympathique et présidant aux actes d'organisation ou de synthèse organique. Dans la fièvre, la dénutrition règne seule, et la production de chaleur est continue, par suite d'une cessation d'action des nerfs vaso-constricteurs ou frigorifiques et d'une suractivité des vaso-dilatateurs ou calorifiques. En formulant cette théorie, Cl. Bernard n'a pas la prétention de remonter à la *cause* de la fièvre, mais de signaler les conditions de son mécanisme par le fait de l'intervention du système nerveux[2].

Vulpian reproduit une théorie *fantaisiste* de Hüter. Voici en quoi elle consiste. L'auteur admet, avec Traube, que l'élévation de la chaleur interne provient d'une dépense moindre, mais il explique celle-ci à l'aide d'une hypothèse qui lui est propre. Ayant constaté sur des grenouilles dans les vaisseaux desquelles il injectait des liquides putrides, chargés de monades et de vibrions, des obstructions vasculaires

[1] Voir Wunderlich, ouv. cité, pag. 183 et 184.
[2] Cl. Bernard, ouv. cité, pag. 437 et suiv.

se former, dans les poumons et ailleurs, par des amas de ces corpuscules et de globules blancs plus ou moins altérés, il a établi sa théorie sur ce fait. Un grand nombre de petites artères de la peau et du poumon seraient ainsi obstruées par des vibrions, des bactéries, des monades et des leucocytes. Ces vaisseaux ne pouvant plus livrer passage au sang, la perte de calorique par la peau et la muqueuse respiratoire serait moins abondante, et la température interne s'élèverait[1]. Hypothèse sans fondement : les animaux à sang froid n'ont pas la fièvre ; en second lieu, chez l'homme comme chez les animaux fébricitants, les vaisseaux cutanés, loin d'être obstrués, sont ouverts et dilatés pendant la chaleur fébrile.

Utilisant les données qui précèdent, établissons maintenant la pathogénie du processus fébrile. Envisageons-le sous toutes ses faces. Prenons pour objectif, non-seulement l'accès de fièvre intermittente, mais encore la fièvre continue, dite primitive ou essentielle, et la fièvre réputée symptomatique d'une lésion locale.

Dans le premier stade de la fièvre intermittente, la perturbation du système nerveux vaso-moteur est le fait dominant. Les petits vaisseaux de la surface cutanée sont spasmodiquement contractés, d'où ischémie, réfrigération périphérique, hyperémies viscérales profondes entraînant avec elles un surcroît de rétention en même temps que de production de calorique due à l'exagération des échanges nutritifs dans des organes ainsi surchargés de sang oxygéné. Le spasme des éléments musculaires des papilles cutanées et des bulbes pileux produit l'horripilation, la *chair de poule*. Le tremblement des membres, des lèvres, les claquements dentaires, etc., sont des mouvements convulsifs résultant de l'excitation réflexe transmise aux nerfs moteurs cérébro-spinaux correspondants.

[1] Voir Vulpian, ouv. cité, tom. II, pag. 269 et suiv.

Bientôt de nouveaux phénomènes se produisent, soit par le fait de la fatigue, de l'épuisement des vaso-constricteurs, soit en vertu de l'entrée en action des vaso-dilatateurs. Dès-lors, diminution générale du tonus des vaisseaux sanguins, agrandissement de leur ouverture, diminution de la pression artérielle générale, accélération circulatoire, répartition uniforme du fluide sanguin, persistance de l'élévation thermique, malgré l'augmentation du rayonnement par la peau et de l'évaporation pulmonaire.

Surviennent ensuite la défervescence et la sueur. L'exagération des combustions interstitielles diminue; les glandes sudoripares fonctionnent avec activité. Est-ce par une excitation directe due surtout à la chaleur, ou par une modification spéciale de l'influence nerveuse qui agit sur ces appareils glanduleux? Il est difficile et d'ailleurs peu important de l'expliquer.

Parfois, la chaleur débute d'emblée: les nerfs vaso-dilatateurs entrent les premiers en action. L'ascension brusque de la température interne, quand celle de la peau n'est pas corrélative, détermine souvent le frisson fébrile, qui cesse quand l'équilibre est rétabli. L'impression anormale produite par la chaleur sur les nerfs sensitifs se transmet par action réflexe aux nerfs sympathiques vaso-constricteurs et aux nerfs moteurs cérébro-spinaux, d'où la production de ce phénomène convulsif. L'impressionnabilité du sujet et les divers degrés d'excitabilité des centres réflexes de la moelle jouent ici un grand rôle.

Comment expliquer la fréquence du pouls? Le fonctionnement du cœur est influencé non-seulement par le degré de tension artérielle, mais encore par deux ordres d'actions nerveuses directes et antagonistes, les unes excitatrices, les autres modératrices[1].

[1] Les premières sont représentées par les *nerfs accélérateurs* des frères Cyon; les secondes, par les filets cardiaques du pneumo-gastrique (nerfs modérateurs ou d'arrêt). On sait en outre que l'excitation du *nerf dépresseur* ou *vaso-dilatateur* de Cyon, comme aussi celle d'autres nerfs sensitifs, en diminuant la tension artérielle générale, favorise l'évacuation du

Comment peut se produire la fréquence du pouls dans le frisson, avec tension artérielle forte? Si cette fréquence était exclusivement subordonnée aux conditions mécaniques de la circulation périphérique, l'explication serait difficile; mais cette subordination n'est que partielle. Pour qu'elle se produise, il suffit, ou que l'action nerveuse excitatrice du cœur augmente, ou que l'action modératrice ou suspensive diminue. C'est précisément ce qui a lieu. D'ailleurs, notez bien que la fréquence du pouls est en général moindre dans la période de frisson que dans celle de chaleur. En second lieu, le spasme vasculaire n'est que périphérique; il coexiste avec des hyperémies internes et des dilatations des capillaires correspondants. L'hyperthermie qui en résulte favorise l'accélération des contractions cardiaques; la difficulté du cœur à se vider est donc moindre qu'on ne serait porté à le croire d'après l'unique examen des vaisseaux de la périphérie.

Si l'augmentation de la fréquence du pouls ne suit pas celle de la température, cela tient souvent à une lésion intra-crânienne qui, agissant sur le bulbe et le pneumogastrique, peut amener le ralentissement des battements cardiaques. D'autres influences morbides et divers agents thérapeutiques peuvent produire le même effet suspensif,

cœur et l'action de ses nerfs accélérateurs. Cette excitation est particulièrement mise en jeu par l'excès de plénitude sanguine du cœur.

Le pneumo-gastrique ne doit pas être considéré exclusivement comme nerf modérateur ou d'arrêt. Weber a constaté, en 1845, que sa section amène l'accélération des contractions cardiaques, et que son excitation produit, si elle est forte, un arrêt du cœur en diastole. Moleschott, Schiff, Longet, etc., ont soutenu que le ralentissement et l'arrêt du cœur ne se montrent qu'avec de fortes excitations, et que des excitations faibles amènent, au contraire, l'accélération des battements cardiaques. (Beaunis; *Nouv. élém. de physiologie humaine*. Paris, 1876, pag. 938.) Rouget a constaté également qu'une faible excitation de ce nerf active les contractions du cœur, tandis que son excitation par un courant plus fort en détermine l'arrêt. (Voir Brown-Sequard; *Leçons sur le diagnostic et le traitement des principales formes de paralysies des membres inférieurs*, trad. Richard Gordon, avec une *Introduction sur la physiologie des actions réflexes*: par Ch. Rouget. Paris, 1864. Introd., pag. 17.)

rompant ainsi accidentellement l'harmonie normale qui existe entre ces deux symptômes de la fièvre. Ce sont deux phénomènes connexes, solidaires, faisant partie du même acte morbide, s'influençant réciproquement, sans procéder nécessairement l'un de l'autre. L'augmentation de la chaleur sur un point y provoque l'afflux sanguin; celle-ci y appelle à son tour un surcroît de phénomènes thermochimiques. Les alternatives d'activité circulatoire créent donc des conditions favorables ou défavorables aux échanges nutritifs, avec toutes leurs conséquences.

Subordonner tous les symptômes fébriles à un seul, l'élévation thermique ; les faire tous provenir de lui par voie de filiation pathogénique directe, est donc une hypothèse gratuite démentie par l'observation. Wunderlich en reconnaît la fausseté : « La fièvre, dit-il, est un ensemble, un complexus de phénomènes généraux dont l'élévation de la température constitue peut-être l'élément le plus important ; mais il est impossible de déduire les autres phénomènes de celui-ci [1] ».

Le resserrement des vaisseaux superficiels diminue la dépense du calorique par voie de rayonnement ; leur dilatation l'augmente, en même temps qu'elle favorise la production thermique, par le développement de l'activité nutritive des tissus. Quel est le régulateur de ces phénomènes ? Le système nerveux vaso-moteur. Son action dans la pathogénie de la fièvre est donc primordiale. Il ne se borne pas à agir sur la calorification par l'intermédiaire de la circulation, soit directement, soit en vertu du mécanisme des actions réflexes ; il active, ralentit ou modifie, suivant ses divers degrés d'excitation, les processus nutritifs et les phénomènes physico-chimiques thermogènes qui l'accompagnent.

La fréquence des mouvements respiratoires tient principalement à l'apport plus rapide et plus considérable des

[1] Wunderlich ; ouv. cité, pag. 189.

ondées sanguines dans le parenchyme pulmonaire. La suractivité circulatoire et l'hyperthermie rendent compte de la céphalalgie, du malaise, de la pesanteur des membres. La diminution des sécrétions de la muqueuse buccale, jointe à l'excès de chaleur, explique la soif, le désir d'un air frais, etc.

L'excès d'élimination d'acide carbonique par l'appareil respiratoire, parfois même par l'urine et la peau, a sa cause dans la combustion exagérée des matières hydro-carbonées. L'augmentation de l'excrétion, par les urines, de l'urée et de l'acide urique, a son origine dans une oxydation plus grande des substances albuminoïdes. Il est admis que la combustion de ces dernières donne lieu à un moindre dégagement de chaleur que celle des substances hydro-carbonées.

En prenant en considération l'ensemble des éléments dont se compose le processus fièvre, on se rend facilement compte de certains faits en apparence contradictoires. Ainsi, dans quelques cas d'ailleurs exceptionnels, il n'y a pas, dit-on, augmentation d'élimination d'urée et d'acide carbonique. En admettant que cette constatation ait été faite dans des conditions convenables, on en comprend la possibilité. Le travail dénutritif n'est pas toujours également prononcé dans la fièvre; des facteurs autres que ceux qui président aux combustions interstitielles normales peuvent intervenir : rétention plus grande et déperdition moindre de calorique; contractions musculaires, ou mouvement ne produisant pas de travail mécanique et transformé en chaleur, etc. Les déchets organiques peuvent d'ailleurs ne pas s'éliminer par les voies normales, surtout quand l'organisme est profondément atteint et que la vie est sur le point de s'éteindre.

L'excès de chaleur prolongée devient lui-même la lésion mère de divers troubles fonctionnels et d'altérations anatomiques : troubles encéphaliques, désordres de l'appareil sensitif et moteur; impuissance fonctionnelle du cœur provenant de son état de rigidité, qu'on observe aussi dans le diaphragme et les muscles intercostaux; altération et coagulation de la myéline, etc.

Des troubles profonds du système nerveux peuvent aussi se manifester en l'absence d'un mouvement fébrile intense; ils sont principalement mis en jeu par la nature de la maladie et l'état du malade.

On voit combien est compliqué le problème de la pyrétogénie. On peut néanmoins le proclamer : tout n'est plus aujourd'hui incertitude et mystère, malgré les lacunes qui restent à combler.

Des considérations qui précèdent, je déduis les corollaires suivants :

1° Il y a, dans l'état fébrile, modification du pouvoir régulateur de la calorification et des échanges nutritifs;

2° Élévation thermique, due principalement mais non exclusivement à l'augmentation anormale des combustions interstitielles;

3° Intervention du système nerveux vaso-moteur dans la production des modifications nutritives et thermiques;

4° La théorie des centres modérateurs de la calorification n'est pas encore suffisamment prouvée;

5° La fièvre est un processus de l'ensemble de l'organisme à la fois nerveux, vasculaire, thermique, dénutritif.

Précisons le rôle de l'inflammation dans la production de la fièvre. L'exaltation du processus nutritif local produit une augmentation de fibrine (hyperinose) qui se mêle au sang, et un accroissement de globules blancs (leucocytose inflammatoire), lorsque l'organe enflammé contient des éléments qui concourent à l'hématopoïèse[1]. Il s'y forme en outre du pus et des détritus organiques dont la résorption peut entraîner la fièvre.

Divers auteurs ont imputé la chaleur fébrile à un ou plu-

[1] Voir Virchow; *Pathologie cellulaire*, etc., trad. Picard. Paris, 1861, pag. 134 et suiv.

sieurs foyers d'inflammation. On sait, depuis les expériences de J. Hunter, confirmées par d'autres observateurs, que la température s'élève de 1° à 2° dans les parties artificiellement ou spontanément enflammées. Les échanges de nutrition y sont plus actifs, le sang s'y échauffe. Mais cette source locale d'élévation thermique est trop faible pour expliquer l'échauffement de la masse sanguine et des tissus de tout l'organisme chez le fébricitant. L'intervention d'un processus général augmentant les phénomènes d'oxydation est nécessaire, dans la grande majorité des cas, pour rendre compte de l'hyperthermogénèse. Cette influence locale ne doit pourtant pas être négligée. Dans les pyrexies, la survenance d'une phlegmasie est souvent une nouvelle cause pyrétogénique surajoutée à la première.

Comment la lésion locale produit-elle la fièvre ? Tout le monde connaît l'expérience de Cl. Bernard : un clou est enfoncé dans le sabot d'un cheval, la fièvre ne tarde pas à paraître. Mais si, après avoir coupé les nerfs sensitifs qui partent du pied, on pratique la même opération, la fièvre fait défaut. Elle a donc pour cause l'excitation des nerfs sensitifs, qui, gagnant la moelle, se réfléchit sur l'appareil vaso-moteur et le cœur. G. Sée explique de cette façon sa production dans le phlegmon. « Mais, ajoute-t-il, les choses se passeront tout différemment si vous avez pris soin de couper les racines sensitives. Vous avez par là barré le chemin à la transmission des impressions de la périphérie au centre ; le phlegmon continuera à se développer, mais il restera à l'état d'acte local et isolé, il n'y aura pas de phénomènes généraux[1]. »

Admissible dans la majorité des cas, cette explication ne peut convenir à tous. L'expérience de Cl. Bernard, répétée par d'autres physiologistes, n'a pas donné les mêmes résultats. Breuer et Chrobach ont produit la fièvre traumatique en irritant les articulations du tarse ou du métatarse sur

[1] G. Sée ; *Leçons de pathologie expérimentale. Du sang et des anémies* 1er fascicule. Paris, 1866, pag. 15.

des chiens dont les membres venaient d'être privés de leurs nerfs sensitifs, moteurs et vaso-moteurs. Ce n'est donc pas l'irritation des nerfs sensitifs émanant de la lésion locale qui serait la condition indispensable de la production de la fièvre traumatique. Il est néanmoins prouvé que le traumatisme local est beaucoup plus facilement suivi de fièvre lorsque les fibres sensitives, mettant la partie lésée en communication avec les centres nerveux, sont conservées. Le mécanisme des actions réflexes intervient donc pour une large part.

D'après Billroth et Weber, la fièvre traumatique serait due à une infection septique, purulente ou putride du sang. D'après Billroth, parmi les substances contenues dans le pus, la leucine posséderait une action pyrétogénique très-prononcée[1]. Cet auteur va même plus loin : d'après lui, non-seulement la fièvre traumatique, mais les fièvres inflammatoires en général, dépendent d'une intoxication du sang[2]. En France, plusieurs chirurgiens professent la même opinion. Selon Gosselin, la fièvre traumatique est une fièvre infectieuse due à la résorption de matières putrides par les vaisseaux lymphatiques et sanguins de la plaie[3].

Dans cet ordre d'idées aujourd'hui assez généralement reçues, la distinction entre les fièvres symptomatiques et la plupart des fièvres dites primitives serait moins profonde qu'on ne l'enseignait avant. Les unes et les autres auraient une étiologie commune : l'infection ou l'intoxication humorale ; la porte d'entrée du poison serait seule différente. Dans les premières, il émanerait de l'altération locale ; dans les secondes, il pénétrerait surtout par la muqueuse respiratoire et la peau. Le principe toxique, transporté par le

[1] Voir dans *Archives de physiologie*, 1868, n° 1, pag. 191 et suiv., l'analyse des recherches expérimentales sur la fièvre traumatique de Breuer et Chrobach, ainsi que le résumé des études de Billroth et de Weber sur le même sujet, par Henocque.

[2] Billroth : *Élém. de pathol. chirurg. génér.*, trad. de Culman et Sengel. Paris, 1868, pag. 103 à 115.

[3] Gosselin : *Clinique chirurg.* Paris, 1873, tom. I, pag. 520.

sang, agirait sur le système nerveux, et, sous l'influence d'une modification intime insaisissable, le processus fébrile se manifesterait.

Dans plusieurs cas cependant, la fièvre traumatique n'a pas la physionomie d'une fièvre de résorption, elle paraît être pure de toute origine septicémique. Le traumatisme est d'ailleurs une lésion complexe pouvant provoquer un mouvement fébrile par des causes multiples; aussi ne faut-il pas accorder à une seule une influence trop exclusive[1]. Pour être dans le vrai, il faut tenir compte à la fois des actions réflexes et des altérations humorales. Tantôt celles-ci, tantôt celles-là jouent le principal rôle.

La pénétration dans le sang de particules nuisibles : déchets organiques, produits excrémentitiels, agents septiques, virulents, fermentescibles, etc., produit une modification anormale qui a pour effet l'accroissement morbide des échanges nutritifs et de la chaleur. Les travaux de Coze et Feltz, de Pasteur, de Béchamp, etc., ont, sous ce rapport, ouvert une nouvelle voie aux expérimentations pyrétologiques[2]. La production de la fièvre par l'injection de substances putrides et purulentes, la présence dans le sang de vibrions et de bactéries, surtout dans le typhus et autres pyrexies infectieuses, sont de puissants arguments à l'appui du rôle de la fermentation, principalement dans divers états pyrétiques *mali moris*. On est même, jusqu'à un certain point, fondé à voir dans l'infection morbide une fermentation proprement dite, résultant comme elle du fonctionnement et de la reproduction d'organismes inférieurs, microphytes et microzoaires; d'où le nom de maladies

[1] Voir dans *Bull. de l'Acad. de Méd.*, 4 et 11 juillet 1871, le discours de Chauffard sur l'infection purulente, tom. XXXVI, pag. 450, 486, 661 et 768.

[2] Coze et Feltz; *Rech. sur la prés. des infusoires du sang dans les maladies infectieuses*. Strasbourg, 1866. Voir aussi les communications de Pasteur sur la fermentation, dans le *Bull. de l'Acad. de Méd.*, 1875, nos 7, 8, 9, 10, 12 et 13, et le Mémoire de Béchamp, intitulé : *Observations sur les antiseptiques* (*Montpellier médical*, nos de nov. 1875, de janv. et de févr. 1876).

zymotiques donné aux maladies infectieuses. Il ne faut pourtant pas se hâter de conclure à l'identification de ces phénomènes.

D'autres théories humorales admettent que la cause pyrétogène agit primitivement sur le sang et lui enlève un principe modérateur des combustions, tel que la quinine ou quinoïdine animale, ou produit toute autre modification non moins hypothétique[1].

Malgré les progrès réalisés, de nouvelles recherches sont donc encore nécessaires pour le perfectionnement de la pyrétogénie.

CHAPITRE VI.

DE LA FIÈVRE CONSIDÉRÉE COMME ÉLÉMENT DE DIAGNOSTIC.

La constatation du mouvement fébrile ne fournit à elle seule aucune notion précise sur la nature de l'état morbide dont il dépend. Pour obtenir une donnée plus significative, il est indispensable d'avoir égard à sa cause, à sa marche, à son type, à sa durée, à ses caractères, et aux lésions concomitantes. On prendra en considération l'âge du sujet, la saison, la constitution médicale régnante, les maladies antérieures, etc.

Dans certains cas, une altération anatomique locale est de nature à expliquer le mouvement fébrile ; dans d'autres, elle fait défaut, ou bien elle lui est subordonnée ou n'est que coexistante. Il importe donc de reconnaître la lésion locale, et de saisir ses rapports avec la fièvre.

Un examen attentif permet de s'assurer que parfois le processus est lié à une pneumonie, une angine, une otite, etc. ;

[1] D'après Bence Jones, il existe dans le sang et les tissus une substance *fluorescente* spéciale, analogue à la quinine végétale. (Bence Jones : *Sur l'existence, dans les tissus des animaux, d'une substance fluorescente se rapprochant beaucoup de la quinine*, in *Revue des Cours scientifiques*, 1856, pag. 737.)

en un mot, à une localisation. Souvent aussi, surtout au début, cette lésion nous échappe. Quelques exemples suffiront pour le prouver.

La pneumonie n'éclate pas toujours avec ses symptômes classiques. Souvent ce n'est qu'un ou deux jours après l'apparition de la fièvre que surviennent la submatité, le râle crépitant, la toux, les crachats sanglants, etc., la phlegmasie ayant débuté par la partie centrale du poumon.

On a pris quelquefois, pour un commencement de fièvre typhoïde, la fièvre symptomatique de la tuberculisation aiguë des méninges ou des poumons. Le début de la phthisie peut revêtir la forme trompeuse de simples accès fébriles. La pleurésie interlobaire peut passer inaperçue pendant les premiers jours, de même que la phlébite, la néphrite, l'ovarite, et divers phlegmons profonds.

La diversité des relations qui existent entre la fièvre et l'inflammation constitue une autre source d'obscurités pour le diagnostic. Avec une lésion locale peu intense, on peut rencontrer un appareil fébrile des plus accentués, et *vice versâ*; et combien de nuances entre ces degrés extrêmes!

C'est ainsi qu'une forte fièvre précède parfois une amygdalite, une plaque érysipélateuse, quelques boutons de varioloïde, et s'apaise ou disparaît après leur apparition.

Ailleurs, la fièvre coexiste avec une lésion d'organe, sans en être le produit. Ce sont deux actes parallèles, non subordonnés, deux émanations d'une seule cause morbide. Souvent aussi la lésion locale initiale est tellement insignifiante qu'on ne peut voir en elle l'auteur principal de la fièvre.

Une pyrexie grave peut n'offrir à son début que des phénomènes légers en apparence. Ailleurs, des symptômes d'ordinaire très-significatifs se produisent en dehors des états morbides qu'ils annoncent le plus fréquemment. Chez les enfants surtout, ne voit-on pas fréquemment un calme inopiné se manifester à la suite d'un développement formidable d'accidents fébriles? Le diagnostic ne doit donc être ni prématuré ni trop absolu.

La constatation du mode de développement et de l'intensité de la fièvre est, dans maintes circonstances, d'un grand secours pour la diagnose. Ainsi, dans la scarlatine et l'érysipèle, le stade ascensionnel est court, rapide, continu; il s'effectue en vingt-quatre heures; il met plus de temps dans la variole et surtout dans la rougeole. Dans la fièvre typhoïde, la température s'élève, en général, d'une manière lente et graduée, et n'atteint 40° qu'après le quatrième jour.

La notion du type est souvent un trait de lumière, d'où la nécessité d'en bien rechercher le caractère.

La durée du mouvement fébrile permet d'élaguer rétrospectivement telle ou telle maladie. Elle sert à distinguer la fièvre éphémère de la synoque, celle-ci de la fièvre typhoïde, etc.

La diagnose doit compter avec les caractères cliniques de l'état fébrile : inflammatoire, catarrhal, bilieux, ataxique, adynamique.

L'étiologie est une source de renseignements d'une haute valeur. Y a-t-il ou non une cause provocatrice évidente? Peut-on invoquer l'action d'un agent pyrétogénique spécifique, miasmatique ou virulent? Cette notion est d'une utilité majeure.

On ne négligera, bien entendu, ni les conditions individuelles, ni les influences endémo-épidémiques, qui souvent suffisent pour mettre sur la voie du diagnostic. On mettra à profit toutes les données de l'observation, sans accorder à aucune d'elles une influence trop prépondérante.

CHAPITRE VII.

DE LA FIÈVRE CONSIDÉRÉE COMME ÉLÉMENT DE PRONOSTIC.

Un état fébrile léger et de courte durée n'a rien d'inquiétant. Est-il violent, dépasse-t-il deux ou trois jours, son intensité même, abstraction de la cause, devient chose fâcheuse.

Chez l'adulte, le pouls se maintient-il au-dessus de 120, la température s'élève-t-elle entre 40° et 41°,5, il y a lieu d'appréhender. Y a-t-il pendant quelques jours 41°,5, à 42°, le danger est extrême. Les intermissions et les rémissions produisent un effet utile au point de vue de la tolérance de la chaleur fébrile. Un abaissement brusque à 35° révèle, quand il se prolonge, une situation des plus périlleuses.

Le degré d'acuité de la fièvre comporte moins de danger chez l'enfant que chez l'adulte, chez l'adulte que chez le vieillard.

Relativement aux rapports du mouvement fébrile avec les lésions locales, deux cas principaux se présentent : il y a ou il n'y a pas corrélation d'intensité. Le premier est le plus favorable, surtout quand l'appareil morbide est peu développé. Dans le second, ou bien les symptômes locaux s'améliorent et la fièvre s'aggrave, ou bien la fièvre s'apaise et les symptômes locaux persistent ou augmentent. La fièvre cède-t-elle la première, la lésion locale ne tarde pas habituellement à se dissiper à son tour. La survivance de la fièvre à la lésion locale est d'un fâcheux augure.

La recrudescence fébrile annonce souvent des désordres sérieux dans quelque organe ; parfois aussi des altérations profondes ne donnent lieu qu'à un mouvement fébrile modéré. Dans certaines dothiénentéries, bénignes en apparence, un accident terrible, la perforation des plaques de Peyer, peut se produire inopinément. De pareils faits doivent être présents à l'esprit et imposer des réserves dans la prévision de l'issue finale.

L'abaissement rapide et considérable de la chaleur fébrile n'est pas un signe constamment avantageux. Coïncidant avec l'altération des traits du visage, du pouls, de la respiration, etc., il annonce un danger imminent.

Autre considération clinique aussi ancienne et non moins fondée que la précédente : la fièvre et le malaise général augmentent parfois quelques heures avant une crise salutaire.

Un pouls petit, faible, irrégulier, fréquent, est d'un mauvais présage. Peu d'heures avant la mort, le pouls est souvent vermiculaire ou filiforme, avec refroidissement des extrémités et sueurs froides.

La défervescence critique s'accompagne d'un sentiment de bien-être avec diminution de la fréquence du pouls, sensation de fraîcheur à la peau, sueur, sommeil réparateur, etc.

Dans les périodes d'augment et d'état, la sueur est souvent sans influence utile; dans le stade de déclin, elle annonce habituellement la défervescence, elle la complète et revêt un caractère critique, décisif.

Dans divers états graves, défaut de concordance dans les symptômes fébriles. Le pouls se ralentit et la peau devient plus chaude et plus sèche; ou bien c'est l'inverse; la dyspnée, la faiblesse et l'anxiété augmentent; le délire survient ou s'aggrave, signes de fâcheux augure.

À l'exemple de Galien, de Solano et autres médecins, Bordeu admettait des pouls critiques, d'après des caractères souvent subtils : tel est le pouls ondulant, qui annonce les sueurs. Il consiste en une augmentation successive de la force des pulsations, depuis la première jusqu'à la troisième ou la quatrième. Ces pulsations se distinguent en outre par leur souplesse, leur plénitude et leur développement, ce qui est plus généralement vrai. Le pouls intermittent annoncerait surtout des évacuations alvines; le pouls dicrote, des crises par hémorrhagies[1]. On attachait autrefois trop de confiance

[1] Bordeu, *Œuvres complètes*, édit. Richerand, tom. I, pag. 301 et suiv.

à ces signes, souvent trompeurs et trop minutieusement recherchés. Le sphygmographe a rectifié sous ce rapport quelques appréciations erronées. Ce qui caractérise le mieux le pouls critique, c'est sa plénitude, sa souplesse, sa fréquence modérée, concurremment avec une chaleur douce, une sueur générale, une respiration libre et un bon aspect du visage.

Graves formule l'assertion suivante, dont je ne suis pas en mesure d'apprécier la valeur : « Dans les fièvres, le pouls dicrote, qui est en même temps dur, est un très-fâcheux symptôme s'il persiste pendant plus de vingt-quatre heures; mais s'il est suivi d'une épistaxis modérée qui modifie ces caractères, ce n'est point un mauvais signe[1] ».

Le retour ou l'exacerbation périodique du mouvement fébrile est un fait relativement favorable, surtout quand il est justiciable des préparations quiniques.

Dans les lésions organiques jusque-là assez bien tolérées : tuberculose pulmonaire, cancer, carie, etc., l'apparition et la persistance de la fièvre sont de mauvais augure. La dénutrition fait de rapides progrès, le cœur se fatigue et s'altère, le sang s'imprègne de plus en plus de principes nuisibles, les forces s'usent, la terminaison funeste est accélérée. Le caractère hectique ou consomptif du mouvement fébrile est ici des plus prononcés et des plus fâcheux.

S'ensuit-il que la fièvre soit toujours également nuisible ? Nullement. Elle peut même, surtout quand elle est modérée, jouer un rôle tout différent.

Le pronostic, comme le diagnostic, ne doit pas s'appuyer exclusivement sur la considération des phénomènes fébriles; il doit dériver de la notion de l'ensemble des caractères propres à chaque état morbide. A cette condition seulement, on parvient à lui donner le degré de précision dont il est susceptible.

[1] Graves; ouv. cité, tom. 1, pag. 61.

CHAPITRE VIII.

DE LA FIÈVRE AU POINT DE VUE THÉRAPEUTIQUE.

Les indications varient suivant le rôle du mouvement fébrile dans les états morbides auxquels il appartient, suivant son intensité, ses caractères, ses périodes, ses complications.

Quelle qu'en soit la cause, il réclame un système de traitement emprunté surtout à l'hygiène : repos du corps et de l'esprit, décubitus horizontal, diète plus ou moins complète et, suivant les cas, boissons émollientes, tempérantes, rafraîchissantes, diaphorétiques. C'est la méthode dite naturelle ou expectante, qui n'est pas l'inaction absolue et constitue souvent le traitement le plus rationnel et le plus efficace. Le mouvement fébrile est ainsi dans les meilleures conditions pour rester modéré et évoluer régulièrement. Le repos, ce besoin instinctif du fébricitant, est un sédatif de la circulation, de la respiration, de la calorification et du système nerveux ; il diminue l'activité des combustions organiques. Une diète relative, consacrée par la pratique de tous les temps, n'est pas moins nécessaire. L'utilité de l'abstinence a aussi ses limites. L'inanition absolue et prolongée n'est pas sans inconvénients : elle oblige le patient à vivre aux dépens de sa propre substance; or, sa dénutrition est déjà augmentée par le fait de la fièvre. L'abstinence ne doit donc pas être poussée trop loin. Une légère alimentation liquide ou même semi-liquide est souvent utile et même indispensable dans une fièvre de longue durée.

Le traitement diffère suivant les périodes du processus fébrile. Dans le frisson, moyens artificiels de la caléfaction : boissons chaudes et aromatiques, application de calorique aux extrémités, en vue de provoquer la période suivante, qui sert de crise à la première. Dans cette période, les antifébriles ou antithermiques peuvent être nécessaires. En règle générale, la sueur ne doit pas être entravée; il convient de la favoriser, sans chercher à la forcer ni à l'entretenir quand même.

La fièvre revêt-elle le mode sthénique ou inflammatoire, on se comportera tout autrement que si elle revêt le mode opposé : asthénique ou adynamique. Antiphlogistiques et tempérants dans le premier cas; toniques et stimulants appropriés dans le second.

La présence des états ataxique, bilieux, d'une congestion, d'une inflammation, etc., réclame des traitements spéciaux, déduits de l'analyse clinique des éléments morbides coexistants.

L'état fébrile lié à l'intoxication paludéenne nécessite le plus souvent les préparations quiniques. La médication agit ici contre le poison marécageux. L'indication étiologique est remplie. Malheureusement, elle ne peut l'être aussi sûrement dans la plupart des autres pyrexies, dans lesquelles l'indication symptomatique peut seule être réalisée.

Dans une foule de cas, la fièvre péchant par excès, il y a lieu, par-dessus tout, de la réduire. De quels agents plus actifs que ceux de l'hygiène thérapeutique dispose-t-on ? Mentionnons les principaux : on les désigne sous le nom d'ANTIPYRÉTIQUES ; ils ont pour effet de modérer la chaleur et l'accélération circulatoire liées à la fièvre, et de diminuer conséquemment la dénutrition.

ÉMISSIONS SANGUINES. — Elles conviennent surtout dans les phlegmasies fébriles et les fébri-phlegmasies à forme inflammatoire ou hypersthénique; mais la plupart des fièvres sont loin d'avoir ce caractère. L'abus des saignées ou leur emploi intempestif augmente la faiblesse inhérente à l'état fébrile, entrave les efforts curateurs, rend la convalescence plus pénible et plus longue. Les pyrexies ont en général un développement régulier qui ne peut qu'exceptionnellement être interrompu. L'art les simplifie, les modère, en abrège la durée; voilà tout.

Plusieurs offrent un élément septique ou virulent qui, malgré la turbulence apparente de l'orgasme sanguin, contre-indique les émissions sanguines, ou du moins impose l'obligation d'y recourir avec beaucoup de ménagement.

Des congestions se produisent souvent dans divers organes. De petites saignées locales, révulsives ou dérivatives, dégorgent la région hyperémiée, font cesser la douleur et amènent un soulagement notable.

Les émissions sanguines n'agissent pas seulement par déplétion ou spoliation; elles appauvrissent le sang qui reste, par l'hydrohémie qui leur est consécutive.

Aujourd'hui, la phlébotomie est à peu près abandonnée dans les pyrexies; elle n'est même prescrite qu'avec modération dans les phlegmasies fébriles, après avoir été l'objet d'une vogue abusive. Elle abaisse la chaleur et le pouls, calme les douleurs, l'excitation, la dyspnée; diminue momentanément la vitalité des organes; mais son action s'épuise bientôt, d'où la nécessité de nouvelles émissions sanguines pour assurer et prolonger l'action antipyrétique. Résultat qui nécessite des spoliations réitérées, le plus souvent fâcheuses; aussi l'application de la formule des *saignées coup sur coup* n'a-t-elle pu se généraliser.

La phlébotomie convient surtout contre la pléthore vasculaire fébrile exempte d'élément infectieux, et contre les congestions viscérales intenses. Dans celles-ci, elle agit non-seulement comme spoliative, mais en diminuant la pression sanguine, ce qui favorise la résorption. Plusieurs observations démontrent que l'abaissement de température consécutif à la phlébotomie est très-léger et de courte durée. La température peut même remonter assez promptement à un niveau supérieur. Cet effet est-il dû à la diminution de la pression intra-vasculaire qui fait passer dans le sang des débris de combustions agissant comme pyrétogènes?

En somme, les émissions sanguines ne sont pas l'agent principal de la médication antipyrétique; elles sont même fréquemment contre-indiquées ; on doit les considérer plutôt comme un utile adjuvant dans certains cas.

Digitale. — Elle détermine un abaissement de la température qui peut dépasser 1°. Le pouls devient à la fois plus rare, plus fort et plus résistant. Souvent, il y a d'abord élévation du pouls et de la chaleur ; l'effet sédatif ne vient qu'après, il peut même manquer dans quelques cas. L'élimination de l'urée par l'urine diminue. L'action de la digitale ne se fait habituellement sentir que 24, 36 ou 48 heures après son emploi.

D'après Traube, à dose thérapeutique, elle stimule le pneumo-gastrique, augmentant ainsi l'action modératrice de ce nerf sur le cœur. Elle diminue la pression artérielle et la rapidité du cours du sang, d'où l'abaissement thermique. Les doses toxiques produisent au contraire la cessation de cette action modératrice. L'opinion qui fait de la digitale un poison du cœur prévaut aujourd'hui, puisque son action sur le cœur s'exerce encore chez certains animaux après la section du pneumo-gastrique et même après celle du grand sympathique [1].

Hirtz préfère l'infusion de la feuille pulvérisée aux autres préparations (75 centigr. dans une infusion de 100 gram., à prendre par cuillerées, d'heure en heure, jusqu'à ce que l'effet commence, ce qui a lieu ordinairement à la troisième potion). Il assigne à ce remède le premier rang parmi les antifébriles [2].

Legroux, à l'exemple de Traube, Wunderlich, Demarquay, Lecomte, Hirtz, Coblentz, Lœderich, Thomas, etc., reconnaît à cette plante, et surtout à la digitaline, son principe actif, la propriété de modérer la chaleur de 1° à 3°, et de ralentir la fréquence des battements cardiaques. Seulement, la digitale produirait ces effets en exerçant une

[1] Voir Ferrand ; *De la médication antipyrétique* ; Thèse de concours pour l'agrégation. Paris, 1869, pag. 40 et suiv.

[2] Hirtz : art. *Fièvre*, cité, pag. 759.

action excitante sur les rameaux vasculaires ou vaso-moteurs du grand sympathique, déterminant ainsi consécutivement une augmentation de tension artérielle suivie elle-même de diminution dans la fréquence des contractions du cœur[1]. Quelle qu'en soit l'explication, l'effet physiologique et thérapeutique est évident.

VÉRATRINE. — Elle abaisse, comme la digitale, la fréquence du pouls; elle agit moins sur la température et produit une dépression des forces qui, dans quelques circonstances, a été fâcheuse. Elle détermine, autant et plus que la digitaline, des symptômes d'irritation gastro-intestinale (vomissement, hoquet, etc.); en atténuant la fièvre, elle peut provoquer un état adynamique avec tendance syncopale (collapsus fébrile), que j'ai constaté dans trois cas différents. Hirtz, qui l'a expérimentée après Aran, Vogt, Kocher, etc., formule la conclusion suivante : « Ce n'est pas un médicament d'usage pour un emploi prolongé, mais un moyen d'expédient qui peut devenir précieux si, à un moment donné, il y a indication urgente d'obtenir le prompt abaissement d'une fièvre devenue menaçante par son intensité[2]. »

VERATRUM VIRIDE. — Oulmont a signalé l'utilité du *Veratrum viride*, plante très-employée, surtout dans l'Amérique du Nord. Il la prescrit sous forme de teinture, à la dose de dix à douze gouttes par jour[3]. Son principe actif n'est pas le même que celui du *Veratrum album*; il est d'un maniement plus facile et moins dangereux. C'est donc un précieux antipyrétique qui mérite d'être employé, surtout dans la fièvre inflammatoire.

SULFATE DE QUININE. — Diminue la chaleur et la fré-

[1] A. Legroux : *Essai sur la digitale et son mode d'action*. (*Gaz. hebdom.*, 1867, nos 8, 9 et 10.)

[2] Hirtz ; art. *Fièvre*, cité, pag. 761.

[3] Oulmont ; *Du Veratrum viride*, etc. ; Mém. lu à l'Acad. de Méd., 21 décembre 1867. (*Bull. de l'Acad. de Méd.*, tom. XXXII, pag. 1341.)

quence du pouls chez l'homme sain comme chez le fébricitant. Indépendamment de son action spéciale contre le poison paludéen et l'élément périodique, il est donc antifébrile. Il provoque la sédation du système circulatoire et modère la calorification, ainsi que, paraît-il, la sécrétion d'acide urique. Il diminue donc la dénutrition fébrile. A ce point de vue, il peut rendre de vrais services. On l'a employé avec succès, en injections sous-cutanées, contre la chaleur fébrile de l'insolation[1].

Le mode d'action de ce précieux remède n'est pas encore bien expliqué. Indépendamment de sa propriété antithermique, il est fébrifuge, antipériodique, tonique, sédatif. Ce n'est pas tout : aux yeux de certains, la diversité de ses succès s'expliquerait par son action parasiticide et antiseptique. D'autres insistent sur la vertu qu'il possède de dissiper la congestion splénique, de maîtriser la perturbation de l'innervation vaso-motrice, par laquelle débutent les accès fébriles. Enfin, on s'est demandé si, en vertu de sa propriété de *fluorescence*, il ne remplacerait pas, dans l'économie, le corps fluorescent (quinine ou quinoïdine animale) qui passe pour un principe modérateur des combustions. Autant de questions à l'étude. Le résultat pratique le mieux établi, indépendamment de l'action antipaludéenne et antipériodique, consiste dans son efficacité contre les états fébriles dans lesquels la perturbation nerveuse domine la série.

Vomitifs. — La médication vomitive modère la circulation et la respiration, abaisse la température, déprime l'excitation nerveuse. Elle peut donc aussi être regardée comme antipyrétique. Mais, en dehors des cas qui la réclament spécialement, elle aurait plus d'inconvénients que d'avantages.

[1] *The London medical Record*, 15 août 1876; trad. R. Falot, dans *Montpellier médical*, septembre 1876, pag. 284 et 285.

Contre-Stimulants. — Le tartre stibié et l'ipécacuanha à haute dose sont surtout préconisés contre les phlegmasies fébriles, particulièrement la pneumonie. Ils sont journellement utiles quand les émissions sanguines ont échoué ou sont contre-indiquées. Ils produisent un effet dépressif sur la plupart des symptômes fébriles. Leur action n'est ni assez sûre, ni assez prompte, ni assez inoffensive (tartre stibié surtout) pour être utilisée à titre d'agent antipyrétique, en dehors de quelques phlegmasies aiguës.

Alcool. — Cet agent est plus qu'un stimulant et un modificateur du système nerveux, entraînant l'ivresse; il est encore très-probablement antidénutritif.

Après avoir élevé momentanément la chaleur et le pouls, et produit une excitation particulière du système nerveux, il diminue le nombre et l'étendue des mouvements respiratoires, l'absorption de l'oxygène, la température, la fréquence du pouls, en même temps que l'élimination de l'urée et de l'acide carbonique. Il justifierait donc les désignations d'antidéperditeur, modérateur du mouvement dénutritif, agent d'épargne, qui lui sont données. Son emploi longtemps continué favorise, comme celui de l'arsenic, la dégénérescence graisseuse. C'est donc aussi un agent stéatogène.

Comment agit l'alcool? Pour les uns, c'est un aliment respiratoire par excellence; pour d'autres, il est peu ou point assimilable. L'opinion qui prévaut admet qu'une partie est absorbée et éliminée par les sécrétions (urine, sueur, expiration), tandis que l'autre est détruite. D'après Bouchardat, une fois introduit dans le sang, il absorberait l'oxygène, au détriment des globules sanguins; dès-lors ceux-ci, *asphyxiés*, ne porteraient plus suffisamment aux tissus l'agent comburant nécessaire à leur dénutrition, d'où le ralentissement de celle-ci. Maurice Perrin[1] soutient que l'analyse

[1] Maurice Perrin; art. *Alcool* (Physiologie) du *Dictionn. encyclop. des*

chimique ne justifie nullement l'interprétation de Bouchardat.

L'alcool exerce-t-il une influence toxique directe sur le système nerveux? Cette action est probable, mais non encore suffisamment élucidée.

En Angleterre, R. Bentley Todd a fait de l'alcool la base du traitement des affections fébriles et inflammatoires. D'après lui, la plupart des maladies ne sont pas susceptibles d'être enrayées dans leur évolution; quand on ne possède pas le remède pouvant détruire le poison dont la présence dans l'économie produit la maladie, on doit se borner à fournir au système vivant les forces nécessaires pour mener celle-ci à bonne fin. L'alcool répond à cette indication[1]. La théorie de Todd a été vivement combattue. Elle dépossède beaucoup trop la matière médicale de ses ressources efficaces, et généralise outre mesure l'usage de l'alcool. Il n'en est pas moins vrai que, convenablement administré dans certains états fébriles, il soutient les forces, parfois même fait cesser le délire, diminue l'amaigrissement et abrége la convalescence.

En France, Béhier a essayé le premier, sur une vaste échelle, la méthode de Todd contre les maladies fébriles aiguës. Elle a eu entre ses mains un certain succès dans les pneumonies, les fièvres puerpérales[2], etc. Elle m'a rendu des services dans quelques cas de pneumonies asthéniques et de fièvres typhoïdes à forme adynamique. En Angleterre,

scienc. méd., et *De l'influence des boissons alcooliques prises à doses modérées sur la nutrition.* (*Gaz. hebdom.*, 1864, nos 34, 36 et 38.)

[1] Robert Bentley Todd; *Clinical lectures on certain acute diseases.* London, 1860.

[2] Béhier, *Bullet. de thérapeut.*, n° du 28 février 1865, et article *Alcool* (Thérapeutique) du *Dictionn. encyclop. des scienc. médic.* — Voir aussi Legras; *Contribution à l'emploi thérapeut. de l'alcool.* Paris, 1867. — Gingeot; *Essai sur l'emploi thérapeut. de l'alcool chez les enfants*; Thèse de Paris, 1867. — Pécholier; *De l'alcool dans le traitement de la pneumonie.* Montpellier, 1867. — Marvaud; *De l'alcool, son action physiolog., son utilité et ses applicat.* Paris, 1872. — Michel Peter: *Leçons de clinique médicale.* Paris, 1873, tom. I, pag. 763 et suiv.

elle est beaucoup recommandée dans la seconde période du typhus et de la fièvre typhoïde. Malgré son caractère d'hétérodoxie, elle s'est intronisée en France.

L'alcool, sous forme d'eau-de-vie ordinaire (20° Baumé ou 56° Gay-Lussac), à la dose quotidienne de 80 à 120 gram. dans un véhicule édulcoré, est, dans certaines fièvres et phlegmasies aiguës dans lesquelles l'état adynamique domine, un puissant tonique généralement mieux toléré qu'on n'aurait pu s'y attendre. L'essentiel est de ne l'administrer que dans les cas de nature à en bénéficier.

MÉTHODE RÉFRIGÉRANTE. — L'emploi de l'eau froide en vue de soustraire du calorique au corps et comme agent sédatif, remonte à la plus haute antiquité. Elle est particulièrement préconisée par Celse contre les fièvres ardentes. Ce médecin conseille les boissons froides, les onctions sur la peau avec de l'eau et de l'huile battues, et les applications, sur l'épigastre, de feuilles de vigne trempées dans de l'eau froide. D'après lui, cette médication fait souvent succéder le sommeil à l'agitation. Les douleurs et les gonflements des hypochondres, les lésions de la gorge et des poumons, la contre-indiquent. Une grande chambre, un air pur et frais, et l'usage de couvertures légères, sont également recommandés [1]. La contre-indication déduite des douleurs et du gonflement des hypochondres n'est pas motivée.

En 1697 parut, en Angleterre, l'important ouvrage de Floyer : l'eau y est étudiée, non-seulement comme agent tonique et stimulant, mais encore comme rafraîchissant, sédatif, antifébrile [2].

Dans le traitement de la fièvre bilieuse de Lausanne, Tissot vante l'eau froide en boisson et en fomentations fréquemment renouvelées sur l'abdomen, comme particulière-

[1] Celse ; ouv. cité, pag. 100 et 101.

[2] Floyer ; *An inquiry into the right use of the hot, cold and temperate Baths in England.* London, in-8°, 1697.

ment utile contre le météorisme, à titre de tonique, et conformément au précepte d'Hippocrate, de Galien, d'Arétée, de Cœlius Aurélianus, de Th. Bartholin, etc. Il rappelle que Galien désignait du nom d'hydrophobes les médecins de son temps qui négligeaient l'emploi de l'eau froide[1].

Plusieurs autres médecins ont également constaté que les affusions, les lavements froids, l'enveloppement dans le drap mouillé, les bains frais, ont la propriété de soustraire du calorique aux fébricitants, de modérer la circulation et d'apaiser les symptômes nerveux.

C'est surtout James Currie qui a mis en évidence l'efficacité de la méthode réfrigérante dans les fièvres graves. Il a démontré, à l'aide de nombreuses observations et le thermomètre à la main, que l'application de l'eau froide à la surface de la peau diminue la chaleur interne et amène un soulagement notable. Il insiste sur ce point, que l'application du froid à l'extérieur et à l'intérieur est d'autant moins dangereuse que la chaleur du corps est plus élevée. Les immersions et les ablutions lui paraissent contre-indiquées pendant le frisson et la sueur ; elles conviennent plus particulièrement quand la peau est chaude, sèche et âcre[2].

Currie eut néanmoins peu d'imitateurs. Malgré quelques tentatives partielles, les applications de l'hydrothérapie ne franchirent guère le cercle des maladies chroniques et des lésions chirurgicales, jusqu'à l'époque où Brand et Liebermeister l'ont introduite dans le traitement de certaines affections fébriles aiguës, avec une énergie et une persévérance sans précédents[3].

[1] Tissot : *Œuvres complètes*, édit. *Encyclop. des scienc. médic. Historia febris epidemicæ Lausanensis, anni* 1755, pag. 161 et 162.

[2] J. Currie ; *Medical reports on the effects of water cold and warm as a remedy in febrile diseases*, etc. Liverpool. 1801. 2 vol. in-8. 3e édit. — Dès 1787, Currie se livra à de patientes recherches sur les effets des ablutions, aspersions et irrigations d'eau froide salée, contre une fièvre maligne et contagieuse qui sévit à l'hôpital. Plus tard, il étudia l'action de l'eau froide contre la scarlatine et d'autres pyrexies.

[3] Huchard, dans un Mémoire publié dans l'*Union médicale*, en mai 1871.

Brand s'est proposé un double but dans le traitement des affections typhiques : soustraire l'excès de chaleur, soutenir et exciter l'activité nerveuse. Il se sert de l'eau à des températures variables (18° à 20° en général, et au-dessous, pour applications locales). Demi-bains ou bains entiers avec affusions froides, lavages, fomentations, enveloppements dans le drap mouillé, compresses trempées dans l'eau glacée, sachets ou vessies contenant de la glace et appliqués sur le tronc : tels sont ses principaux moyens. La durée des bains est d'un quart d'heure au moins. Ils sont souvent répétés de trois en trois heures[1].

Liebermeister[2] (de Bâle) plonge le fébricitant dans un bain de 22° environ, dont la température est progressivement abaissée jusqu'à 16°. Il en donne jusqu'à douze ou quinze par jour, de dix à vingt minutes chacun. Cette multiplicité des bains est nécessaire, la température tendant généralement à remonter après chacun d'eux. Ce traitement est institué aussitôt que la chaleur axillaire du fébricitant atteint 39°.

Frantz Glénard, pendant sa captivité à Stettin, en 1870,

a montré que Brand a eu en France divers précurseurs. Ainsi, dès 1839, le Dr Jacquez (de Lure) constata l'efficacité du froid dans le traitement de la fièvre typhoïde (compresses d'eau froide sur l'abdomen, lavements froids, boissons à la glace). Récamier, Guersent, Trousseau, ont eu recours à l'hydrothérapie dans quelques pyrexies suraiguës, à titre de moyen réfrigérant et sédatif. Wanner a préconisé, dans plusieurs Mémoires, les boissons froides, les *passes* ou lotions d'eau à la température de la glace fondante, répétées plusieurs fois par jour, comme préférables aux bains froids. Le Dr Leroy (de Béthune) a aussi employé avec succès l'eau froide *intus et extra* comme antipyrétique.

Aux noms cités par Huchard, il serait facile d'en ajouter d'autres. De 1849 à 1872, Fuster a appliqué à l'hôpital Saint-Éloi de Montpellier la méthode de Currie au traitement de beaucoup de fièvres graves. Malgré ces divers essais, la méthode réfrigérante ne s'est guère répandue en France que depuis le moment où Frantz Glénard a introduit à Lyon la pratique de Brand et lui a conquis tout d'abord une vogue exceptionnelle qui s'est peu à peu modérée.

[1] Brand, *Die Hydrotherapie des Typhus*. Stettin, 1861. — *Zur Hydrotherapie des Typhus*. Stettin, 1863.

[2] Liebermeister und Hagenbach, *Beobachtungen und Versuche über die Anwendung des kalten Wassers bei fieberhaften Krankheiten*, 1868.

témoin des heureux résultats obtenus par Brand, a importé sa méthode à Lyon, l'a appliquée et propagée avec ardeur, à l'occasion d'une épidémie de fièvre typhoïde qui sévit dans cette ville, en 1874. Il préconise la balnéation à l'eau froide fréquemment répétée, comme une méthode sûre, presque infaillible, prévenant les complications, arrêtant l'évolution des lésions intestinales et ne comportant aucune contre-indication[1].

Expérimenté par d'autres médecins, ce mode de traitement n'a pas produit des résultats aussi merveilleux. Il a ses indications et ses contre-indications. Il convient surtout dans l'hyperpyrexie; il attaque plus radicalement que tout autre moyen l'hyperthermie, lésion mère de beaucoup de complications, agent destructeur des tissus et des humeurs, cause fréquente d'ataxo-adynamie, de délire, de céphalalgie, d'insomnie, d'excitation, etc.; symptôme culminant de la fièvre qui, sans commander d'une manière absolue tous les autres, les influence dans de notables proportions et peut, par son excès, entraîner la mort.

L'effet réfrigérant et sédatif ne dure pas longtemps, il est suivi de réaction; après deux ou trois heures, la production de chaleur augmente, compensant et au-delà les effets d'une première soustraction; aussi faut-il réitérer plusieurs fois par jour le bain, l'affusion ou l'enveloppement, pour maintenir l'action antithermique.

Cette méthode a rendu d'éminents services dans quelques cas d'hyperpyrexies où tout espoir de salut paraissait perdu. En faisant cesser une chaleur excessive, elle peut supprimer le délire, la sécheresse de la langue et du tégument, et provoquer une sueur favorable. « La méthode de Brand, dit judicieusement Fonssagrives, restera, malgré l'engoue-

[1] Frantz Glénard : *Du traitement spécifique de la fièvre typhoïde par la méthode de Brand.* (*Lyon médical*, 1873, nº 20.) — *Du traitement de la fièvre typhoïde par les bains froids à Lyon.* (*Lyon médical*, 1874, nºs 3, 4, 6 et 7.) — Voir aussi Huchard : *De la fièvre et des bains froids.* (*Union médicale*, 1874, nºs des 7, 11, 16 et 18 avril.)

ment dont elle est l'objet, comme un progrès thérapeutique réel, surtout dans la fièvre typhoïde[1]. »

En Angleterre, elle est particulièrement réservée aux formes hyperpyrétiques des affections typhiques, du rhumatisme et de la scarlatine. Wilson Fox emploie contre la fièvre rhumatismale hyperpyrétique, des bains tièdes ou à peu près, suivis d'applications froides, tels que sachets glacés sur la colonne vertébrale, de manière à abaisser la température jusqu'au chiffre normal et même au-dessous, ce qui est au moins imprudent. Il proscrit en même temps des alcooliques et une alimentation aussi abondante que possible[2]. Lasègue a rendu compte d'autres tentatives analogues faites en Angleterre dans le rhumatisme cérébral hyperpyrétique : 5 guérisons sur 8 cas[3].

En France, Maurice Raynaud a eu recours le premier à la balnéation réfrigérante dans un fait de ce genre. Le succès couronna cette tentative[4]. Blachez a publié la relation d'un cas semblable, avec guérison. Il admet avec Wilson Fox que, dans le rhumatisme, une élévation thermométrique de 41° annonce toujours une terminaison fatale[5]. Cette proposition n'est pas complétement démontrée. Autre cas de guérison due à Féréol[6]. D'après Du Castel, 33 cas de rhumatisme dit cérébral, publiés depuis le travail de Wilson Fox, donnent les résultats suivants : « 19 fois des traitements autres que celui de la balnéation furent employés, les 19 malades moururent ; 14 fois on eut recours aux bains froids, il y eut 10 guérisons et 4 morts ; encore, dans deux de ces cas, le traitement avait été incomplétement suivi[7] ». Du Castel comprend, dans cette statistique,

[1] Fonssagrives ; *Principes de thérapeutique générale*, etc. Paris, 1875, pag. 176.

[2] Wilson Fox ; *On the treatment of hyperpyrexia*, 1871.

[3] *Archives*, etc., mai 1872.

[4] *Journal de thérapeutique*, novembre 1874.

[5] *Gaz. hebdom.*, etc., 1875, nos 7, 8, 11.

[6] *Union médicale*, 16 mars 1875.

[7] Du Castel ; Thèse citée, pag. 81.

une observation de rhumatisme articulaire aigu simple dans lequel la température ne dépassait pas 39°,4 ; le traitement par l'eau froide n'était nullement nécessaire.

La balnéation réfrigérante n'est pas toujours inoffensive. Elle peut produire de violents frissons, des contractions tétaniformes, de la cyanose, des congestions viscérales, des syncopes, un collapsus profond, etc. Dans plusieurs cas, la température a baissé au-dessous de 36°. Il est alors indispensable de provoquer le réchauffement (frictions, applications de calorique, potion alcoolique, etc). Vouloir supprimer complétement la fièvre est une tentative parfois nuisible, toujours téméraire. L'institution du traitement de Brand nécessite une surveillance éclairée et de minutieuses précautions qui ne sont pas à la portée de tout le monde. Le médecin de Stettin ne se propose rien moins, en effet, que de maintenir le malade dans une apyrexie à peu près complète, tant le jour que la nuit, pendant toute la durée du processus. Dans quelques cas, on a vu survenir des broncho-pneumonies mortelles et d'autres lésions.

Cette méthode antipyrétique a exclusivement sa raison d'être dans les états fébriles aux environs de 41°, avec accidents ataxiques. Il y a d'ailleurs quelques adoucissements à introduire dans son emploi. Au lieu de bains de 18° à 20°, on peut n'en donner qu'à 27°, 26° ou 25°, répétés deux ou trois fois, et en les prolongeant pendant trois quarts d'heure, une heure et au-delà. Meyer les emploie à 32° environ dans les maladies de la première enfance, à haute température [1].

D'après Berthomier, les bains à 36° et 37° déterminent un abaissement de 1° à 2°, et diminuent le nombre des pulsations ; dépression plus durable que celle produite par les bains froids [2]. Telle est également la manière de voir de

[1] G. Meyer ; *Recherches sur l'emploi des bains tièdes dans les maladies fébriles des petits enfants.* (*Gaz. hebdom.*, 1875, pag. 348.)

[2] Aug. Berthomier ; *Étude sur les bains tièdes prolongés, au point de vue de la soustraction de la chaleur* ; Thèse de Paris, 1874.

Dujardin-Beaumetz et Fernet[1]. Cette conclusion est contestée par d'autres observateurs.

L'hydrothérapie peut rendre des services d'un ordre tout différent. Les douches et les affusions froides sont parfois utilisées pour provoquer une réaction calorifique, dans la répercussion de divers exanthèmes aigus, dans le collapsus, etc. Elles opèrent alors comme agent pyrétogène, c'est-à-dire dans un but opposé à celui dont il est spécialement ici question.

Tels sont les principaux agents antipyrétiques. Le plus énergique est représenté par la méthode réfrigérante, qui soustrait directement du calorique. La digitale, le sulfate de quinine, la vératrine, le *Veratrum viride*, etc., agissent, au contraire, en amoindrissant sa production. La fièvre ne se laisse pas gouverner à notre gré. L'action de ces substances est d'ailleurs différente suivant les doses, l'impressionnabilité du sujet, la nature, les périodes de la maladie fébrile. Aussi dans certains cas voit-on apparaître l'excitation au lieu de la sédation, l'effet toxique au lieu de l'effet thérapeutique, l'irritation locale plutôt que la modification de l'ensemble. Les administrer quand la fièvre est modérée est au moins inutile ; c'est même une faute dont les conséquences seraient plus souvent fâcheuses, si le système vivant ne la réparait par une réaction utile.

[1] *Compt. rend. de la Société de thérapeutique*, séance du 8 juillet 1874.

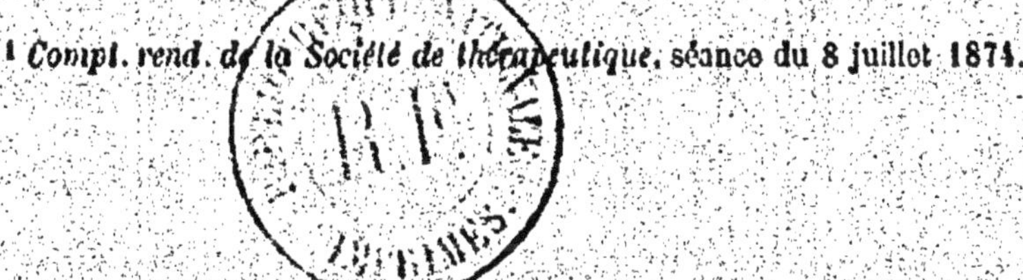

FIN.

Montpellier. — Typogr. Boehm et Fils.

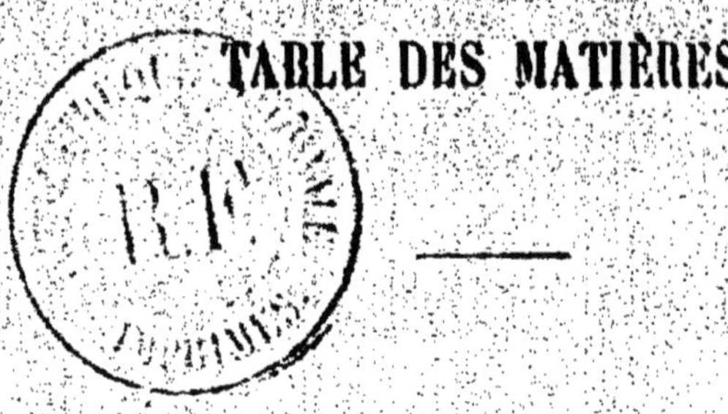

TABLE DES MATIÈRES.

Montpellier. — Typogr. Boehm et Fils

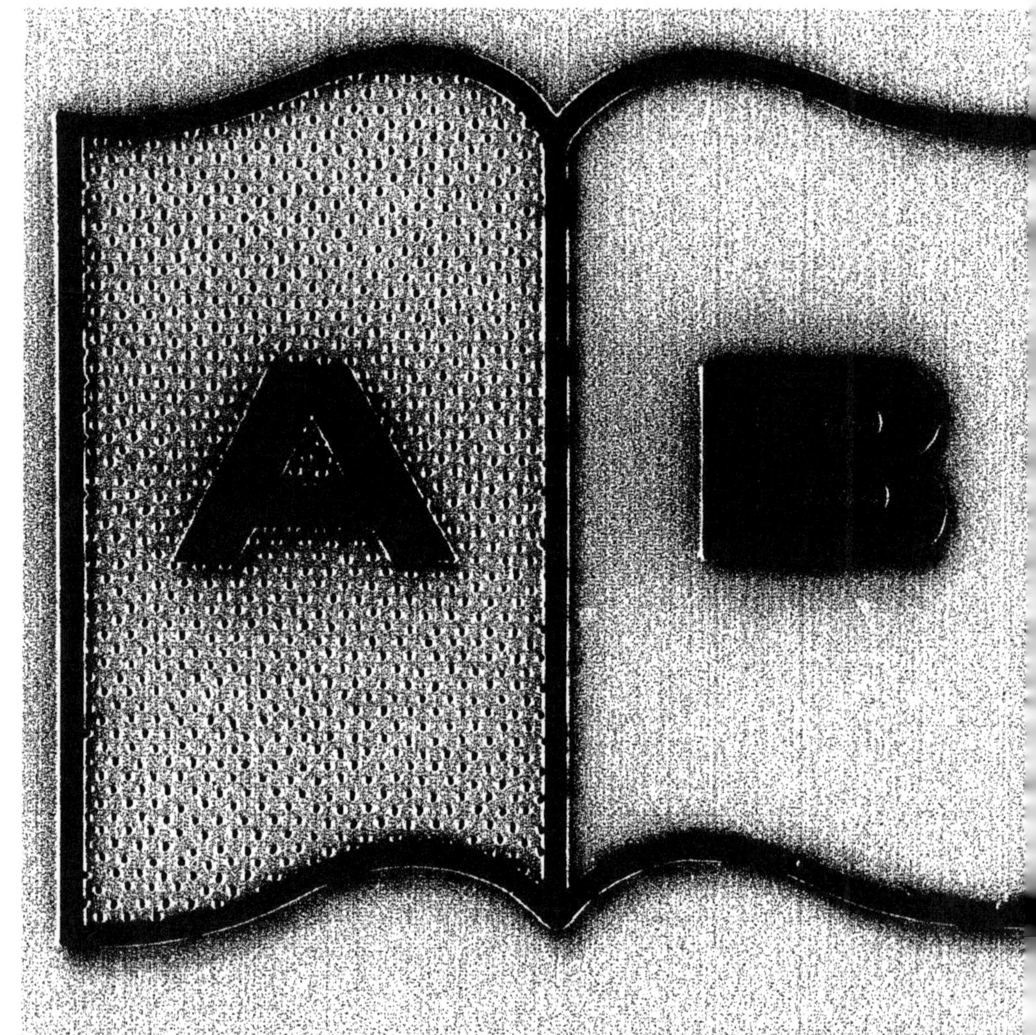

Co [illegible] aste [illegible] f [illegible] nt

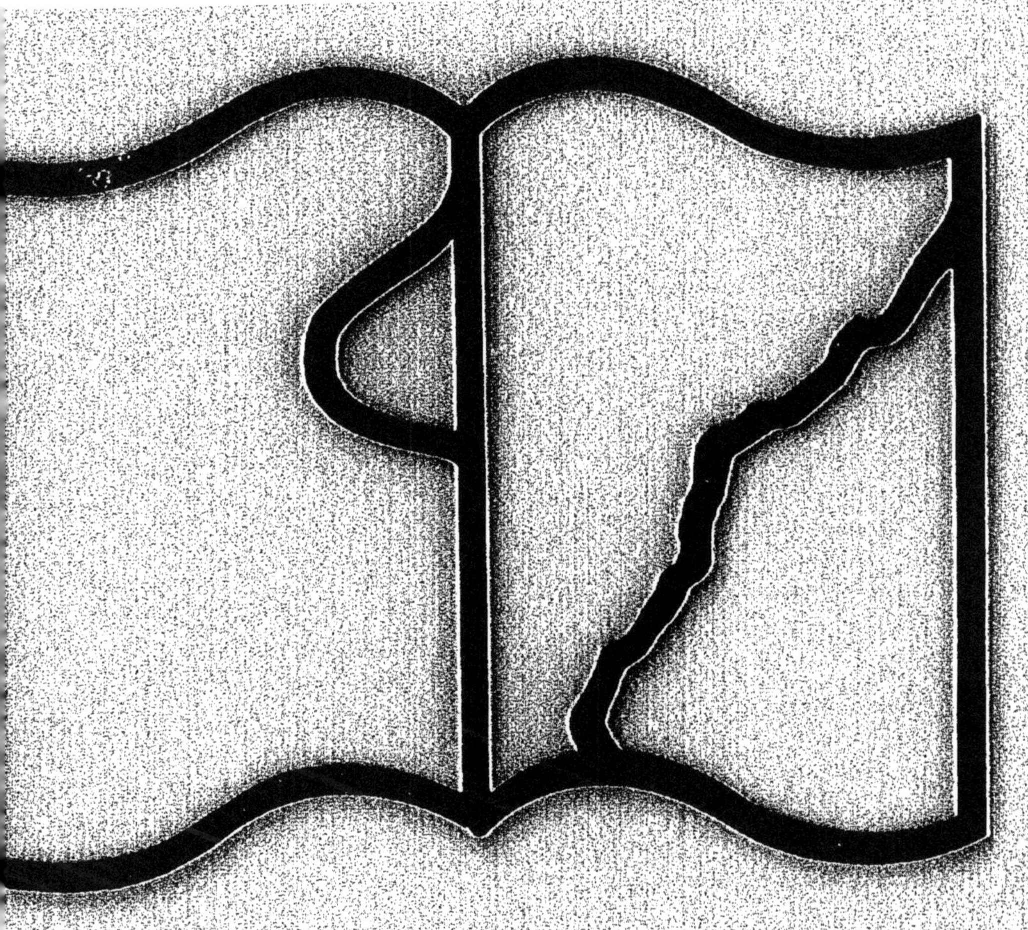

www.ingramcontent.com/pod-product-compliance
Ingram Content Group UK Ltd.
Pitfield, Milton Keynes, MK11 3LW, UK
UKHW020354230726
13925UKWH00003B/1111